爱课程（中国大学 MOOC）
配套教材

智慧职教 MOOC 学院
配套新形态一体化教材

护理礼仪
与人际沟通

主编　王晓莉　孙海娅　王淑芳

高等教育出版社·北京

内容提要

本书为爱课程(中国大学 MOOC)和智慧职教 MOOC 学院上线的"护理礼仪与人际沟通"课程配套教材。全书按照临床护士岗位工作任务和素质目标设置了绪论——"秒懂"护理礼仪与人际沟通、仪容与服饰——从"美好形象"开始、仪态——从"一举一动"培养、门诊护士——"来的都是患者"、急诊护士——"时间就是生命"、手术室护士——"无影灯下的温暖"、病区护士——"病床前的关怀"、实习护士——从"一点一滴"做起、语言和非语言——架起沟通的"桥梁"、护理人际关系——"和谐、协作、团结"、护患沟通——善用"八技巧"、治疗性沟通——从"心"开始12个教学模块,全面融入"立德树人"的育人目标,力求构建"课岗融通"的医学人文知识体系。

本书为新形态一体化教材,以文字、图片、案例、随堂测试、视频、课件、思维导图等丰富的教学资源呈现,与在线开放课程"护理礼仪与人际沟通"教学同步,精心打造"一课一书一空间",实现"互联网+教育"。选用本教材的教师可以发送邮件至编辑邮箱 gaojiaoshegaozhi@163.com 索取教学课件。

本书不仅适用于护理、助产专业教学,也可作为临床护理人员继续教育的培训教材使用。

图书在版编目(CIP)数据

护理礼仪与人际沟通/王晓莉,孙海娅,王淑芳主编.--北京:高等教育出版社,2021.6(2022.11重印)

ISBN 978-7-04-055991-0

Ⅰ.①护… Ⅱ.①王… ②孙… ③王… Ⅲ.①护理-礼仪-高等职业教育-教材②护理学-人际关系学-高等职业教育-教材 Ⅳ.①R47

中国版本图书馆 CIP 数据核字(2021)第 061662 号

HULI LIYI YU RENJI GOUTONG

| 策划编辑 | 夏 宇 | 责任编辑 | 夏 宇 | 封面设计 | 王 鹏 | 版式设计 | 张 杰 |
| 插图绘制 | 李沛蓉 | 责任校对 | 刘 莉 | 责任印制 | 韩 刚 | | |

出版发行	高等教育出版社	网　　址	http://www.hep.edu.cn
社　　址	北京市西城区德外大街 4 号		http://www.hep.com.cn
邮政编码	100120	网上订购	http://www.hepmall.com.cn
印　　刷	运河(唐山)印务有限公司		http://www.hepmall.com
开　　本	787mm×1092mm　1/16		http://www.hepmall.cn
印　　张	11.25		
字　　数	220 千字	版　　次	2021 年 6 月第 1 版
购书热线	010-58581118	印　　次	2022 年 11 月第 3 次印刷
咨询电话	400-810-0598	定　　价	28.00 元

《护理礼仪与人际沟通》编写人员

主　编　王晓莉　孙海娅　王淑芳

副主编　陈赛男　徐艳斐

编　者　（以姓氏笔画为序）

王晓莉　江苏医药职业学院

王　娟　山西医科大学汾阳学院

王淑芳　江苏省盐城市第三人民医院

孙海娅　济宁医学院

李　莉　泰山护理职业学院

李　丹　大理护理职业学院

杨　阳　江苏省盐城市第三人民医院

张志云　乌海职业技术学院

陈赛男　南京医科大学附属眼科医院

郭莉莉　山西中医药大学

郭瑞红　济宁医学院

徐艳斐　大庆医学高等专科学校

程　慧　江苏医药职业学院

中国大学 MOOC 在线开放课程扫码加入课程

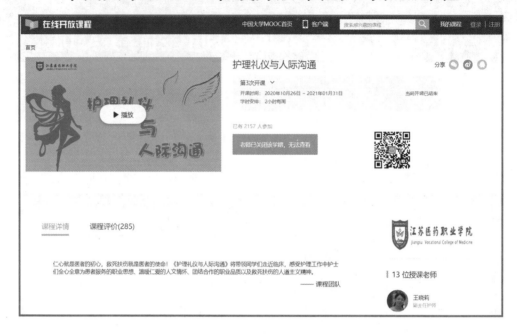

智慧职教 MOOC 学院在线开放课程扫码加入课程

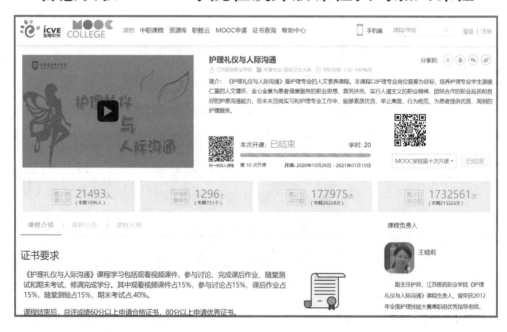

前　　言

护理礼仪与人际沟通是融护理礼仪、护理人际沟通和护理美学为一体的应用于护理工作实践中的一门交叉学科,是护理类专业学生必修的职业素养课程。

本书结合爱课程(中国大学 MOOC)、智慧职教 MOOC 学院上线的"护理礼仪与人际沟通"开放课程,精心打造的新形态一体化教材,旨在培养护理专业学生温暖仁爱的人文情怀、团结合作的职业精神及良好的护患沟通能力,以期在未来顶岗实习和护理专业工作中,凭借优良素质、高雅举止、规范行为,为患者提供优质、周到的护理服务。

本书对接医院临床护理岗位素质标准与职业规范,剖析护理岗位人文素质需求,构建了"课岗融通"的医学人文素养知识体系。按照护士岗位素质目标设置了绪论——"秒懂"护理礼仪与人际沟通、仪容与服饰——从"美好形象"开始、仪态——从"一举一动"培养、门诊护士——"来的都是患者"、急诊护士——"时间就是生命"、手术室护士——"无影灯下的温暖"、病区护士——"病床前的关怀"、实习护士——从"一点一滴"做起、语言和非语言——架起沟通的"桥梁"、护理人际关系——"和谐、协作、互助"、护患沟通——善用"八技巧"、治疗性沟通——从"心"开始 12 个教学模块,以丰富的多媒体资源(视频、课件、思维导图、图片、在线讨论等),将临床护士对患者的关怀、温暖、尊重呈现在同学们面前,使其感受临床护士人文关怀的力量,培养学生在护理工作中的职业修养、职业情感以及良好的人际沟通能力。

本书强化"立德树人"的育人目标,教学内容结合岗位实践全面融入临床医务人员爱岗、敬业的职业品质,全心全意为人民健康服务的职业思想和救死扶伤、实行人道主义的职业精神,以医学人文"课程思政"的责任感,着力为临床培养"德技兼修"的高素质护理人才。

本书以护士岗位工作任务引领教学活动,辅以具体的行为模拟训练和情景实训,注重教材的实用性。教材设置了二维码链接的思维导图,一图见全貌;设置了二维码链接的微视频,将临床护理岗位规范情景再现,方便学生在学习和实践中参照;章末设置了二维码链接的"随堂测试",方便学生围绕护士执业考试大纲自主复习与测试;在线讨论区以鲜活生动的临床案例引导学生分析、判断、解决临床问题。

本书编纂工作得到全国多个高职院校的教师和具有丰富实践经验的临床护理专家们的帮助和指导,在此一并表示感谢。

　　由于时间仓促及水平所限,很多章节文字、观念认识仍存缺憾、疏漏及不足,欢迎广大教师、临床护理人员、护理专业学生等读者批评指正。

王晓莉

2021 年 1 月 7 日

目　录

III

二维码链接视频资源目录

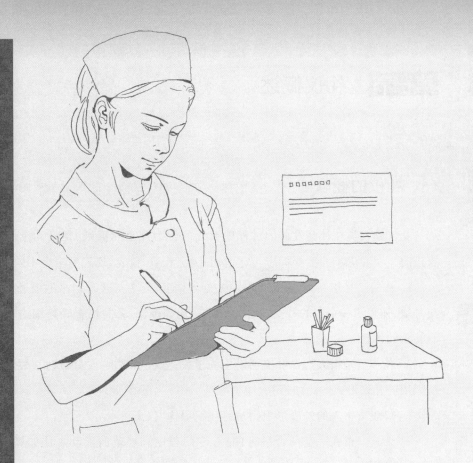

第一章 绪论——"秒懂"护理礼仪与人际沟通

学习目标

1. 了解礼仪与沟通的基本概念。
2. 了解礼仪的特点和原则,人际沟通的要素。
3. 掌握护理礼仪与护理人际沟通的概念及作用。
4. 提升自我审美修养,养成良好的职业礼仪行为及主动沟通、有效沟通的意识。

第一节　礼仪概述

一、礼仪的概念

礼仪是人类在社会发展的过程中形成的行为规范和准则,是推动个体、民族、国家迈向文明和进步的重要标志。它包括礼貌、礼节、仪表、仪式等多个不同的维度。

1. 礼貌　是指在人际交往过程中,通过语言、行为等表现出来的谦逊、友好、得体与尊敬,体现了一个人的社交素养和品质。比如谦让、公共场合轻声细语等行为都是有礼貌的体现。

2. 礼节　是指人们在社交活动中为了表达欢迎、尊重、友好、庆祝、哀悼等情感时所惯用的礼仪形式。比如行礼、馈赠等。

3. 仪表　指人的外表形象,包括容貌、服饰、仪态等。

4. 仪式　指在一定场合举行的,有专门程序和规范的活动。比如婚礼、授帽仪式、颁奖典礼等。

二、礼仪的起源

礼仪是人类文明的表现形式之一,和书法、绘画、音乐、服饰等其他的形式一样,其发展变化反映了人类社会从野蛮走向文明的过程。了解礼仪的起源及演变,是为了进一步明确礼仪在人类文明史上的地位及作用,有助于我们更深入地了解礼仪文化的内涵,从而在现实生活中更好地指导礼仪实践。我国礼仪主要分为古代礼仪(鸦片战争以前)与现代礼仪(新中国成立后)两个阶段。

关于礼仪的起源,学术界有很多不同的观点。比较有代表性的观点包括"祭祀说""宗教说""人欲说""冠婚说""饮食说""礼仪说"等。纵观这些不同的学说,礼仪起源本质上是共同的。

(一)礼仪源于敬畏的内核

在认知水平低下的原始社会,人类无法解释变幻莫测的自然现象,认为天地、神灵、祖先是主宰这一切的力量。为了表达他们对强大力量的敬畏而进行各种祭祀、祈祷等活动,以此统一思想、鼓舞士气,这就形成了古代礼仪的萌芽。

（二）礼仪源于调和的需求

随着生产力的不断发展，人类生活的内容与形式也在不断丰富。当生产力的发展与人类生活的需求不相匹配的时候，人类便自然形成了各种规范、准则、法制等来约束言行，调和矛盾，从而区分人与兽、人与神、人与人之间的高低贵贱。荀子在《礼论》中讲："礼起于何也？曰：人生而有欲，欲而不得，则不能无求；求而无度量分界，则不能不争；争则乱，乱则穷。先王恶其乱也，故制礼义以分之。"由此可知，荀子认为"礼"是为了调和、解决人性与社会财富分配之间的矛盾冲突，以求更合理的资源分配，从而推动人向真、善、美、智、仁、义的方向发展，以创造整个社会的和谐。

三、礼仪的特点

1. **传承性** 礼仪不是突然出现的，是将人类长期生活和社会交往中不断形成的传统、风俗、习惯、准则等固定并传承下来。这个传承积淀的过程中，会将不合时代的、烦琐的内容摒弃，将那些能够体现人类精神文明进步的、代表中华民族优秀传统文化的内容不断完善并发扬。

2. **时代性** 礼仪是时代发展的产物，它必然与一个时代的政治、经济、文化、民族风俗等多方面的因素紧密相连，并带有丰富的时代烙印。所谓"仪，宜也"，指礼仪必须具有适宜性，符合社会现实的需要，也就是要与时俱进。礼仪文化在不同的历史时期都有不同的表现形态，如在原始社会主要通过舞蹈、唱歌、祈祷等活动传承礼仪文化。到封建社会，礼仪具有至高无上的权威和社会地位，有"六经皆礼"的说法，可以说一切政治活动几乎都围绕着礼进行。再到现代中国，拜年礼仪就从传统的三跪九叩、作揖鞠躬、见面问好，发展到现在的寄送贺卡、电话拜年、微信拜年等，礼仪被加进了越来越多的科技和时代元素。

3. **规范性** 礼仪既然是在人类共同生活的基础上形成的，是同一社会中全体成员共同遵守的、调节关系的社会交往守则，那么它必然有一套统一的认识和统一的做法，我国古代对礼仪有十分明确和严格的规定。个体生命发展的过程中总是与各种礼仪相伴，如诞生礼仪、学生礼仪、成年礼仪、结婚礼仪、丧葬礼仪，每一种礼仪都有基本的规定，比如古代祭祀礼仪中对程序、位次、动作、衣着、祭品、语言等都有严格规定。

4. **群体性** 礼仪对不同的群体有着不同的规定和要求，如不同的年龄段、性别、社会阶层、职业、民族、宗教信仰、区域等，都有着多样化的礼仪形式。《礼记·曲礼》中说"天子穆穆，诸侯皇皇，大夫济济，士跄跄，庶人僬僬"，可见礼仪在不同阶层中的要求和作用是不同的。现代社会礼仪的群体性主要表现为一定的阶层性、区域性、职业性等。

5. 自律性　礼仪作为社会生活中约定俗成的习惯和规则,对人们的各种行为规范都有广泛的约束力,但是这种约束力与法律和道德约束力均不同。法律的约束力是强制性的,道德则是以善恶为评价标准,而礼仪更多地源自个人内在的信念和修养,源自真诚、尊敬,即自律。礼仪的这一特点在人际交往中往往引导人自觉地注重礼仪,不断提高自我的控制能力,如此才能在社会生活中受到他人的理解与尊重。

四、礼仪的基本原则

在现代社会交往中,礼仪的具体规范内容复杂,又因民族、地域、职业等不同而存在较大的差异,因此要遵循一些基本的原则。

1. 尊重原则　荀子说:"礼者,敬人也。"这是礼仪的核心。长存敬人之心,才会在遇到不同意见和看法时,有礼有节,就事论事,互相谦让,友好相待。

2. 遵守原则　礼仪是社会交往的原则与规范,反映了人们共同的利益,因此无论何种身份、职位等,均应该自觉遵守礼仪,规范自己的言行举止。

3. 适度原则　凡事过犹不及,在各种场合中运用礼仪时要注意技巧,把握尺度与分寸,举止得体,态度自然,准确表达自己的自律、敬人之意。

4. 真诚原则　真诚是人与人相处的基本原则,是一个人外在行为与内在道德的统一。在人际交往中要言行一致、表里如一,只有真诚表达尊重与友好,才能更好地被交往对象理解与接受。

第二节　沟通概述

一、沟通的概念及其分类

（一）沟通的概念

沟通在汉语中的本义是指开沟而使两水相遇,如《左转》中记述:"秋,吴城邗,沟通江淮。"后来泛指彼此相通,沟通的主体之间分享信息、思想、情感的过程。《大英百科全书》中将沟通定义为:用任何方法,彼此交换信息。即一个人与另一个人之间用视觉、符号、电话、电报、收音机、电视或其他通信工具为媒体,所从事的交换信息的方法。沟通是有来有往,互通信息、意见和情感的过程,因而沟通有互通彼此之意,并寻求对方对于彼此传达的信息反馈,从而达到双方意见的一致。它是人与人之间以及个人内部进行交流的必然途径和过程,是人们观念、思想、情感的交换过程,是人与人建立和维持联系的方式,并是彼此相互影响、相互作用、达成共识、加深理解、协调行动的必经之路。

(二)沟通的分类

沟通按照不同的标准,有不同的类型。

1. 按照功能划分　沟通分为工具式沟通和感情式沟通。工具式沟通是指发送者将信息传达给接收者,其目的是影响或改变接收者的行为。感情式沟通是指沟通双方的感情,获得对方精神上的同情和谅解,最终改善相互之间的关系。

2. 按照沟通发生的情境　沟通可以分为正式沟通与非正式沟通。正式沟通指在正式社交情境中发生的沟通,而非正式沟通指在非正式社交情境中发生的信息交流。

3. 根据信息载体的不同　沟通可分为语言沟通和非语言沟通。语言沟通建立在语言文字的基础上,可分为口头沟通、书面沟通及电子数据语言沟通三种形式。非语言沟通是通过某些媒介来传递信息,包括肢体语言、副语言、物体的操纵等多种形式。

4. 按照沟通主体的不同　沟通可分为自我沟通、人际沟通、群体沟通、企业沟通、跨文化沟通等多种形式。

二、人际沟通概述

(一)人际沟通的概念

人际沟通主要是指人与人之间运用语言和非语言符号系统(包括语言、文字、图像、音视频、记号、形体手势、服饰、物质环境等)传递、理解、交流、分享信息和情感的过程。

人际沟通包含以下要素:信息发出者、信息接收者、信息、媒介、反馈、沟通背景等(图1-1)。

1. 信息发出者　也称编码者,主要是指拥有信息并试图进行沟通的人。他将要表达的信息符号化,编成语言或非语言的符号,传达给对方。

2. 信息接收者　也称译码者,是信息的接收方。接收信息就是将信息发出者通过各种渠道传递来的信息符号译为可理解的信息内容。完美有效的沟通,是指经过译码后得到信息无限接近原信息,但是在现实生活中,信息的接收者往往会因其年龄、个性、受教育程度、文化背景等因素的影响,对所接收的信息进行符合自身特点的解读。

3. 信息　主要是指信息发出者试图传递给信息接收者的观点、思想和情感等。他们必须被转化成各种可以被人感知、理解的符号,这些符号可以是语言的也可以是非语言的,可以是听觉、视觉的其至触觉的。运用这些符号系统进行沟通的双方,必须能够理解共同的符号认知规则,拥有相近的符号解读能力。

4. 媒介 也称沟通渠道,指信息传递的途径和通道。在人际沟通中,五官感觉均可作为媒介进行信息的传递。通常来说,在人际沟通中,信息发出者采用的媒介越多,那么对方越能够充分接收和理解所表达信息的全部内容。

5. 反馈 是指信息发出后经过接收者解码再返回给信息发出者的过程,分为正反馈、负反馈和自我反馈。信息发出者可以根据反馈来了解对方是否正确了解信息、了解程度等。比如信息接收者表达出与信息相符的言行、态度等称为正反馈,如果没有则称为负反馈。与此同时,信息发出者自己意识到所表达的信息不准确或者容易引起歧义而进行自我调整,这种反馈称为自我反馈。

6. 沟通背景 指信息发生传递的原因、环境背景等,可分为物理背景和社会背景。物理背景指信息传递时所处的场所,如办公室、教室、居室、饭店、医院等,不同的物理背景往往有不同的沟通氛围。同时物理背景中的噪声、光线、色彩、温湿度、空间大小、开放或密闭等因素都会对沟通的效果产生影响。社会背景主要是信息传递的双方的文化、年龄、性别、地域、宗教信仰、教育背景、社会地位以及信息所涉及的隐私等。

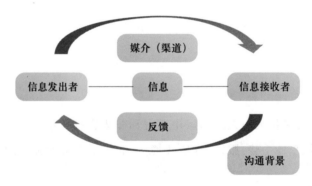

图 1-1　沟通流程图

(二)影响人际沟通的因素

人际沟通是一个复杂的双向互动的过程,如何进行有效的人际沟通,使对方正确理解沟通的意思,受到许多因素的影响。可能导致沟通的失败,影响沟通的因素有环境因素和个人因素。

1. 环境因素 环境因素又涵盖两项内容,物理因素和隐秘性。

(1)物理因素:指沟通的场所。包括环境的卫生、安静程度、光线、温度、湿度、布局、装饰、氛围等。一个卫生、明亮、光线充足、安静幽雅的环境与一个光线不足、通风不良、空气污浊的场所,沟通效果会一样吗?

1）噪声：是影响沟通的重要因素。实验证明，人耳对音强可容忍的最大动态范围约12dB，环境噪声控制在20~40 dB下进行沟通是比较轻松的，一旦超过100 dB就难以忍受了。沟通环境中的噪声会影响沟通效果，造成信息传输过程的失真，或沟通者心情烦躁。

2）距离：沟通者之间的身体距离及两者的位置，代表着他们之间的人际距离，同时也暗示了心理距离，因此也影响着沟通的效果。如面对面的座位、平行的座位、互不相干的座位，沟通的效果是不同的。

3）其他：室内的通风、光线、温度、湿度、家具摆设和风格等都对沟通双方产生影响。

（2）隐秘性：指参与者的角色、情绪、态度、关系及其他潜在因素对沟通者的影响。有人专门研究过自己的配偶在场与否，人们与异性的沟通方式是不一样的。同样道理，严厉的老师、强劲的竞争对手在场都可能会使我们的措辞、言谈举止与平常大不相同。

2. 个人因素　个人因素分为生理因素、心理因素、文化因素和语言因素。

（1）生理因素：影响沟通的生理因素包括：永久性生理缺陷，如弱视、聋哑、痴呆等；暂时性生理缺陷，如身体不适，如疼痛、饥饿、寒冷等；年龄因素，如幼儿、老年人等。这些生理因素均不同程度地影响沟通效果。

（2）心理因素：在沟通的过程中，沟通效果会受到沟通者个性、态度、情绪等心理因素的影响。一般情况下，热情、直爽、健谈、开朗、大方、善解人意的人容易与他人沟通，相反冷漠、拘谨、固执、孤僻、以自我为中心的人很难与他人沟通。沟通者真心、真诚的态度有助于沟通的顺利进行，反之则成为沟通的障碍。一个人的情绪状态也影响沟通，如轻松、愉快等积极的情绪可增强沟通者的兴趣和能力，为交往开辟成功的道路，相反如焦虑、烦躁等不良情绪则将干扰沟通者传递、接受信息的能力，成为交往过程的绊脚石。

（3）文化因素：文化因素包括价值观、文化习俗、沟通技巧等。

1）价值观念：价值观念是人们对政治、道德、金钱等事物是否有价值而进行主观判断后，形成的主观看法，是人的一种主观意识，它会随客观环境变化而改变。价值观念的不同，可能使人们对问题的判断产生重大差异，从而成为沟通的障碍。相互理解、充分尊重对方的价值观，是消除人际沟通障碍的重要方法。

2）文化习俗：文化知识的差异，风俗的不一致，经历的不同容易导致认知水平的不同，从而形成沟通的障碍。信息在传递过程中的编码和解译码因个人的认知水平可能不对称，对沟通效果产生负面影响。护患沟通中，护理人员要充分考虑服务对象对医学知识的认知水平，避免使用生涩难懂的医学术语，同时避免表现出居高临下的态度。

3）沟通技巧：如前所述，沟通作为一种技术，是可以通过后天学习获得和提高的，沟通技巧是指面对沟通者如何发问、聆听、赞美、批评，如何排除干扰因素等。正如戴尔·卡耐基所说："在待人交友方面，最重要的乃是对象是谁。仔细分辨什么话可以说，什么话不能说；什么事可以做，什么事不能做。这一切都得有分寸。"

（4）语言因素：说话三要素即该说时会说——水平，不该说时不说——聪明，知道何时该说何时不该说——高明。大话、空话，语气居高临下，说话时态度冷漠、讽刺，说话的技巧不当，都会令对方难以接受你的观点，即使你的观点是对的，谈话也会不欢而散。老子有言"美言可以市尊，美行可以加人"，对我们的启示值得我们深思。

三、人际沟通的作用

人际沟通存在于我们生活的所有领域，可以说人的大多数活动都是通过沟通进行的。人与人之间的告知、劝说、协调、分享、支持、反对、号召等言行都必须通过有效沟通来完成。通过管理沟通过程中的各个要素，可以达到有效沟通的目的。

1. 获取知识和信息　人们可以通过与教师、家长、朋友、同事等各种交往对象的有效沟通，了解并掌握学习、工作、生活的知识与技能，开阔视野，互通信息。

2. 树立良好的形象　沟通方式可以反映一个人的文化背景、内在修养、性格特征等多种信息，采用正确而有效的沟通则可以显示出一个人注重个人形象，尊重他人感受，拥有较高的文化修养。若一个组织或者一个集体成员都采用有效沟通的方式，则能够塑造一个组织或集体的形象。

3. 营造和谐的人际关系　有效沟通有助于增进彼此之间的交流与理解，取得交往对象的尊重与支持，削减因沟通不善而带来的矛盾与冲突，进而营造和谐的人际关系。有效沟通不仅有利于个人的生活与工作，更有利于整个社会的良性运行。

第三节　护理礼仪与人际沟通概述

一、护理礼仪的含义与特征

在医学领域，随着医学模式的转变，"以健康为中心"的护理理念日趋成熟，护理人员的工作范围、工作内容、工作方式都发生了巨大的改变，"人文关怀"已成为医疗护理工作的核心内容。与此同时，随着社会经济水平以及人们生活水平的提高，社会人群对护理工作的需求也呈现出高品质、多元化的趋势,对护理人员的综合素质、职业道德与护理工作的质量等提出了更高的要求。在此背景下,护理礼仪与人际沟通对提高护理工作质量、塑造护理工作人员的职业形象以及提高社会对护理工作的满意度等有着至关重要的影响。

(一)护理礼仪的含义

护理礼仪是一种职业礼仪,是护理工作者在从事护理工作和健康服务工作时所遵循的行为准则与职业规范,是护理工作者对护理工作的理解、自身综合修养以及职业道德的综合展现。

(二)护理礼仪的特征

1. 护理礼仪的规范性　护理人员在日常工作中必须遵守一定规范与准则,这不仅体现了护士在护理实践中的仪容、仪表、言谈、举止等外在形象,更体现了护士的职业道德、专业能力、心理素质、文化素养等内在品质。

2. 护理礼仪的综合性　在生命科学高度发展的今天,医学已经成为自然科学与人文科学高度融合的重要领域。所以,在对生命体进行科学操作的同时,要将伦理学、心理学、美学等多种社会科学知识,纳入操作者的医疗护理实践中。护理活动必须以尊重和维护人类生命尊严为前提,集中体现护士的科学精神、人文精神和深厚的文化底蕴。

二、护理礼仪在临床工作中的作用

现代整体护理工作中,规范护理人员的职业道德,规范个人言行,加强护理工作礼仪的养成教育,已成为护理人才培养工作中的一个重要环节。

1. 护理工作者必备的职业素养　护理工作的服务对象是有生命、有情感、有思想的人,同时又是一个特殊的群体,他们更需要关心、理解、尊重和支持。因此,恰当规范的护理礼仪不仅能够树立良好的职业形象,还能够取得患者的信任与配合,让患者产生愉快的心情,从而提高其对医疗护理操作的依从性,达到治疗和康复的最佳效果。

2. 提供优质护理的基本需求　优质护理是护理工作的发展方向,也是全人类健康工作的目标。护理工作者干净整洁的仪表、文明亲切的举止、温暖妥帖的话语、柔和坚定的眼神、娴熟扎实的专业技能、慎独敬业的职业道德,能够提供"优质、高效、低耗、满意、放心"的医疗服务,充分体现"以人为本"的医学人文情怀。

三、护理工作中人际沟通的意义

1. 开展常规护理工作的需要　对于一名护理人员而言,通过与患者及患者家属的有效沟通,可以从患者入院评估、确立诊断、制订计划、组织实施、效果评价等多方面取得患者的信任与支持。无论是采集健康资料、进行健康宣教、倾听患者及家属的倾诉,还是实施护理操作,都应该注意针对不同的护理对象采用合适恰当的沟通方式。

2. 适应整体护理模式的需要　现代护理学强调在对患者进行治疗和护理的实践中,不能只考虑患者的疾病,还应该充分考虑患者的精神世界。整体护理就是以现代护理观为指导,以患者为中心,以护理程序为方法,对患者进行全方位的护理,体现了医务人员全心全意为人类健康服务的职业思想。如果没有有效沟通,就无法获取重要的信息,甚至无法取得患者及其家属的信任,更无法深入患者内心,达到高质量的整体护理效果。

3. 妥善解决护患矛盾的需要　有调查数据显示,80%～90%的护患冲突与无效沟通有关。临床护理工作者工作任务繁重,服务人群众多,如果能够掌握和运用护患沟通技巧对解决护患矛盾,缓解护患关系有着极其重要的作用。

4. 营造和谐工作关系的需要　在医院这个环境中,护士往往与医生、患者、患者家属彼此依存,交流密切。护理人际沟通不仅包括护患沟通,还包括护际沟通、医护沟通等。有效沟通是护理工作者与同事、患者、患者家属之间联系的最关键的纽带。良好的护理工作关系的建立,对护理工作者的身心健康、护理工作的正常开展、患者的康复都有着重要影响。

随堂测试

课后讨论

新护士小孙被分配到某医院心内科病区工作。每天上班,她都穿戴整齐,比上班时间提前 15 min 到。见到科室的工作人员,不管是医生、护士还是护工,她都礼貌地问候:"老师好!"工作时主动熟悉病房环境,遇到问题虚心向年长的护士请教;去病房为患者护理操作时,都微笑着与病人打招呼;操作中认真、细心、轻柔;操作完成后也没有坐在办公室休息,而是到病房巡视,主动询问病人有什么需要帮助。一个月下来,得到病房病人和同事的一致好评。请说一说小孙护士为什么得到大家的认可?

（程　慧）

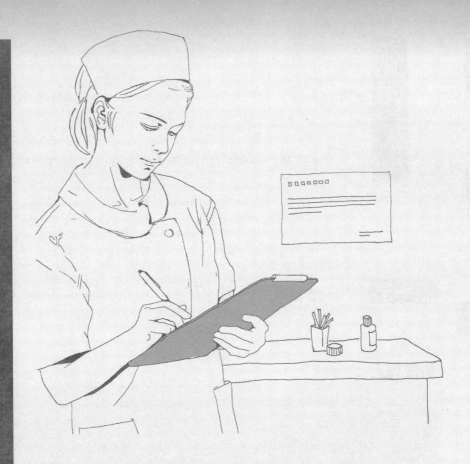

第二章 仪容与服饰——从"美好形象"开始

学习目标

1. 掌握护士仪容、服饰修饰的方法。

2. 熟悉护士仪容修饰、服饰修饰的基本原则。

3. 学会按照护士的仪容和服饰要求塑造自身的职业形象,具有"白衣天使"的职业自豪感和使命感。

PPT 课件

思维导图

预习任务

MOOC 预览护理礼仪与人际沟通在线课程:第 1 周课程。

第一节 护士的仪容礼仪

情景导入

> 王先生因高血压住院治疗。虽然责任护士小张护理工作做得很好,但是王先生始终对她感到不满意,在护士长查房时特别向其反映了情况。原来是小张护士在上班时浓妆艳抹,并且身上还散发着浓烈刺鼻的香水味,让患者感到很不舒服。
>
> 工作任务:
> 请指导小张护士塑造端庄得体的仪容形象。

一、仪容与仪容礼仪的含义

(一) 仪容的含义

仪容是一种文化,也是一种修养,是一种无声的语言。在人际交往中,仪容占有举足轻重的地位,一个人的仪容往往将个人的信息以最快速、最直接的方式传递给对方,引起交往对象的关注,是交往对象建立对自己最初评价的有力标准。

仪容,一般是指人的外貌或容貌,包括头部、面部、颈部和肢体。在人际交往中,仪容会成为交往对象关注的重点,深深地影响着交往双方对对方的整体评价。仪容美的含义包括以下三个方面。

1. 自然美 指容貌的先天条件好,即天生丽质。美丽的容貌自然让人感觉身心愉悦。自然美是天生的,不可强求。

2. 修饰美 指针对自身容貌进行必要的修饰,塑造出美好形象,即通常所说的

"三分长相七分打扮"。修饰美是仪容礼仪关注的重点。

3. 内在美 指通过学习和培养,不断提升自身的文化、艺术、道德修养,从而自然而然地体现出高雅的气质,使自己秀外慧中,表里如一。内在美是仪容美的最高境界。

(二)仪容礼仪的含义

仪容礼仪包括个人卫生礼仪、举止礼仪和美容美发礼仪,是人们为维系社会正常生活而共同遵守的关于仪容方面的行为规范。它是人们在长期共同生活和相互交往中逐渐形成,并且以风俗、习惯和传统等方式固定下来的礼仪。每个人的仪容都会引起交往对象的特别关注,并将影响到对方对自己的整体评价。

二、仪容修饰的基本原则

1. 整体性原则 要求仪容修饰首先着眼于人的整体,再考虑各个局部的修饰,促成修饰与人自身的诸多因素之间协调一致,使之浑然一体,营造出整体风采。

2. 适体性原则 要求仪容修饰与个体自身的性别、年龄、容貌、肤色、身材、体型、个性、气质及职业身份等相适宜和相协调。

3. 适度性原则 要求仪容修饰无论是修饰程度,还是在饰品数量和修饰技巧上,都应把握分寸,自然适度。追求虽刻意雕琢而又不露痕迹的效果。

三、护士的仪容修饰

护士在临床工作中的修饰要求不同于一般的社交修饰要求,它具有一定的职业特殊性。护士面对的是患者,如果化妆不当,会引起患者的反感,而恰当的修饰会使人感到亲近、舒适、值得信任。

视频:护士的
仪容礼仪

(一)发型修饰

头发为人体之冠。整洁、修饰得体的头发美观、大方,可以反映出一个人的文化修养、社会地位和精神状况,增强个人的自信心。因此,护士应重视发型的修饰和养护。

总体要求:整洁健康、长短适中、自然得体、美化适己。

1. 保持头发健康整洁 护士应时刻保持头发的整洁、干净、无异味、无头屑,并注重头发的养护。

2. 选择适合自身特点并且得体的发型

(1)发型与脸形的配合:人的脸形大致可分为椭圆脸(俗称"瓜子脸")、圆脸、长脸和方脸四种。椭圆脸是标准的美人脸形,可任意选择发型的搭配;圆脸形的人应注意体现脸的轮廓,可将头顶部的头发梳高,并设法遮住两颊,使脸部看起来显长不显宽;长脸形的人,可将刘海遮住额头,两侧的头发要蓬松,要使两侧的发容量增加,以减少脸的长度;方脸形的人,可让头发披在两颊,遮掩棱角,使脸部看上去圆润些。

（2）发型与体型的配合:人的体型有高矮、胖瘦之别,发型是体型的组成部分,发型选择的好与坏直接影响体型。如身材高瘦者容易给人细长、单薄的感觉,不宜盘高发髻或将头发剪得太短。一般来说,高瘦身材的人比较适合于留长发、直发。身材矮小者给人一种小巧玲珑的感觉,在发型选择上应该以精致、秀气为主,避免粗犷、蓬松,否则会使头部与整个形体的比例失调,给人产生大头小身体的感觉,梳高盘发也可使身材有拔高的感觉。身材高大的人给人一种力量美,但对女性来说,缺少苗条、纤细的美感。为适当减弱这种高大感,发式上应以大方、简洁为好。一般以直发为好,头发不要太蓬松,总体以简洁、明快、线条流畅为佳。体型矮胖者可选择有层次感的短发或向上束起的发型,露出颈部增加高度感,给人以健康的美感。

（3）发型与年龄、职业的配合:发型能反映一个人的文化修养、审美品位和精神状态。因此,选择发型时要与年龄、职业形象相符合。年轻人活泼开朗、富有朝气,对新鲜事物比较敏感。因此,在发型的选择上应选择线条流畅、活泼、明快、发式新颖、造型优美、并富有时代气息的流行发型。中年人选择发型时,要结合自己的个性,选择舒适大方、优美自然的发型,以展现高雅、矜持的魅力。老年人比较稳重,发型讲究整洁、方便。不论男女护士,不应费心思在发型上做文章,不要过分追求时髦,前卫。应遵照得体大方的基本原则,能够体现医务工作者的庄重、严肃的作风,体现奉公敬业、救死扶伤的医学职业精神。

（4）发型与服饰、场合的配合:要达到与整体形象的协调,发型选择必须注意与服装和饰品的搭配,以塑造整体的美感,还要根据不同场合修饰发型。例如,流行发型适合搭配时装;工作场合发型应当正式、庄重、保守一些;社交场合发型则应当个性、时尚、艺术一些。

护理工作中的发型要求适合戴护士帽。女护士头发如为短发应做到前不遮眉,侧不掩耳,后不及领;如为长发,要梳理整齐,盘于脑后或用发网罩起头发并用发卡固定好。男护士要求前发不附额,侧发不掩耳,后发不及衣领。但在一些特殊情况下也必须要舍弃自己最爱的秀发去服从工作的需要。例如,新冠肺炎疫情中,许多驰援湖北的女护士为了避免影响医护工作及避免感染,纷纷剪掉了长发,甚至剃了光头,但她们依然是人们心目中最美护士,她们的行为让人敬佩。

（二）面部修饰

面部是人际交往比较关注的焦点。护士在修饰面部时应按照卫生、整洁、端庄、优雅的总体要求，给人以整洁简约，大方得体的感觉。

1. 眼部　眼睛是心灵的窗户，是人际交往时被他人注视最多的地方。因此，护士首先要注意眼部的修饰。

（1）保持眼部清洁，及时清洗眼部分泌物。

（2）若患眼传染病，应自觉回避社交场合，免得让人近之难过，避之不恭。

（3）对不理想的眉形，根据个人实际情况，进行适当的修饰。

2. 耳鼻部　护士平时对耳鼻的修饰时注意做到以下两个方面。

（1）保持卫生，经常清洁，去除污垢。

（2）在公共场所不当众做耳鼻部的清洁动作，如挖鼻孔、掏耳朵、剪鼻毛等。

3. 口部　口是发声和进食的要道，应该进行精心细致的护理，确保口部无异味、无异物。

（1）保持口腔卫生，与人交往时应忌食气味刺鼻的食物，如葱、蒜、酒之类，如已食用，可咀嚼口香糖或茶叶来消除异味。

（2）与人说话时保持一定距离，音量适中。

（3）避免在公共场合发出特殊声音，如哈欠、喷嚏、咯痰、清嗓及咳嗽等不雅之声。

4. 颈部　颈与头相连，是面部的自然延伸，也是最容易呈现一个人年龄的部位，护士平时要注意。

（1）颈部的清洁与保养。

（2）脸部化妆时，也要注意颈部肤色与面部一致，避免反差太大。

（3）上班时佩戴项链不要暴露于护士服外。

（三）肢体修饰

1. 手臂部修饰　在人际交往中，手臂是使用最多的，同时也是最灵活的肢体，因此被视为人际交往的"第二张名片"。

（1）清洁：在护理工作中，护士利用双手操作是最多的，为避免交叉感染，应勤洗手。

（2）指甲：护士在工作中不能留长指甲，避免指甲中藏污纳垢带来交叉感染；其次，应避免涂抹五颜六色的指甲油，这与护士的职业身份不协调。

（3）腋毛：腋毛属于"个人隐私"，不雅观，被人看见很失礼，女性尤应注意这一点，如穿无袖的服装，务必先脱去或剃去腋毛。

2. 腿脚部修饰 护士工作中大部分时间与患者是近距离接触的,因此,护士腿脚部的修饰也不容忽视。

（1）严禁暴露:在正式场合应穿袜子,工作时应穿规定的工作鞋,并且做到清洁、舒适、方便、美观。

（2）保持卫生:做到勤换勤洗。

（3）注意搭配:在工作中着裙装时切忌将腿暴露,应配上肉色或浅色的长筒袜。无论长短袜,袜口均不能露在工作服裙摆或工作裤裤脚之外。

（四）职业妆容修饰

化妆是一门艺术,适度而得体的妆容,可以体现女性端庄、美丽、温柔、大方的独特气质。化妆,是修饰仪容的一种高级方法,它是采用化妆品,按一定技巧和方法突出个人容貌上的优点,减弱缺陷,使容貌变得更加靓丽。护士工作中,提倡淡妆上岗,既是职业精神的自信展示,也带给患者以美的享受。

1. 护士化妆原则

（1）端庄简约:护士化妆要注重个性,彰显青春活力,追求美观大方;但切忌过度修饰,浓妆艳抹,应以"妆若天成"为最高目标。

（2）协调得体:护士化妆要讲究场合,注重严谨规范,符合自身工作身份,以体现自己审美品位为目标。

2. 护士化妆禁忌

（1）忌在公共场合化浓妆:化妆过浓,香气四溢会妨碍别人,这是不礼貌的。

（2）忌当众化妆:护士化妆应上岗前事先完成。化妆场所可以选择在休息室、更衣室、化妆间等。尤其忌在患者和异性面前化妆。

（3）忌妆面出现残缺:化妆后要经常检查,若有残缺应及时补妆,否则会给人懒惰或者邋遢的感觉,结果适其其反。

（4）忌借用他人的化妆品或评价他人:护士应针对自身的皮肤特性,选用适合自己的化妆品,不借用他人化妆品。并且应当学会尊重别人的审美,不随意评论或非议他人的妆容。

3. 整体化妆法的要求及流程

（1）整体化妆的总体要求:端庄、清丽、素雅、简约。端庄即化妆要严谨、规范、符合身份及年龄;清丽即化妆要做到清新自然,突出个人的气质和风采;素雅即化妆色彩不宜过于浓烈和繁杂;简约即要求化妆整理要做到简洁、明快,避免过度烦琐。

（2）整体化妆法的流程:束发→修眉→面部清洁→涂化妆水→涂润肤膏→涂粉底液→固定粉底→画眉→眼部化妆→晕染腮红→画唇→修整妆面→整理发型。

束发:参见本章之前"发型修饰"中内容。

修眉:利用眉刀或眉钳顺眉毛生长的方向将多余的眉毛修除,使眉毛线条清晰、整齐、流畅,为画眉打基础。

面部清洁:用合适的面部清洁产品彻底清洁面部皮肤,洗干净擦干后涂化妆水及护肤品,保护皮肤并使其滋润,便于上妆。

涂粉底:选择与肤色相近的粉底颜色,用点、按、轧、揉的手法,均匀地涂在面部、耳部和颈的露出部位。涂抹时注意下颌部和颈部的衔接,不要出现明显的界限和色差。

定妆:用散粉或者粉饼轻按面部,减少粉底的油光感,防止妆面脱落。

画眉:选择与眉毛颜色接近的眉笔,顺着眉毛生长的方向,描画出合适的眉形。描画时要注意眉头、眉峰、眉尾的准确位置,画出眉毛的立体感、自然感,掌握"从粗到细,从淡到浓"的原则,眉头最粗、颜色最淡;眉峰最高、颜色最深;眉尾最细。

画眼线:画上眼线时用眼线笔从内眼角沿睫毛根部往外画,下眼线可以从眼尾向下眼睑中部描画长度为眼长的1/3,内眼角不画,重点晕染眼尾。

涂眼影:用眼影棒或眼影刷蘸选好的眼影色,沿着睫毛边缘,于眼尾往眼头方向1/4处,重复涂抹、晕染。眉骨下可用提亮色。在眼影的涂抹上要求色彩要柔和、自然,眼影的颜色要与妆色、服饰颜色相协调,还要注意与脸形和眼形相协调。

涂睫毛膏:先用睫毛夹卷睫毛,使其上翘,上眼睑的睫毛用睫毛刷从根部向睫毛梢纵向涂染,下眼睑的睫毛要横向涂染。

晕染腮红:按脸形来确定涂抹部位,从颧骨和颚骨下向外上方晕染。

画唇:根据眼影和腮红的颜色选择与之搭配的唇膏色,用唇刷均匀地涂抹整个唇部,注意轮廓突出,左右对称。

检查妆面:面对镜子观察妆面的整体效果,检查妆面的颜色是否搭配恰当、左右对称,有无过浓或者瑕疵,并进行调整与修饰,使整个妆面呈现出较为理想的效果。

（3）快速化妆步骤:洁肤护肤,涂粉底,眼部化妆,涂唇膏,整体修饰。

（五）面部表情

表情是人内在情绪的外露,也是人们相互交流的重要形式之一。构成表情的主要因素是目光和微笑。

1. 目光　眼睛是心灵的窗户,目光是面部表情的核心,是人际交往时一种深情的、含蓄的无声语言,以表达有声语言难以表现的意义和情感。目光在很大程度上能如实反映一个人的内心世界,能传达喜、怒、哀、乐等不同的情感,是其他举止无法比拟的。护士要学会运用目光表达自己的情感和意愿(图2-1)。

（1）目光注视的部位:人们在进行交往中,其目光注视部位要根据双方距离的远近以及交流内容而定。当问候患者、征求患者意见、倾听患者诉说、强调要点、与患者

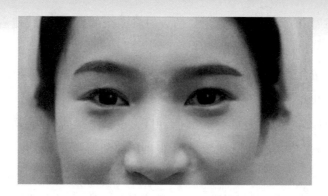

图 2-1　目光

道别时,应注视对方的双眼以示尊重,但要注意时间不能太长,如果时间太久会让对方感到压迫感和尴尬。如果与患者长时间交流时可以将对方的整个面部作为注视区域,避免目光长时间停留在一处。如果和患者相距较远时,可将对方全身作为注视点。一般情况下,头顶、胸部、裆部与腿部不应作为注视点。

（2）目光注视的时间:注视时间往往代表着重视的程度。表示对患者的友好时,注视对方的时间应占全部相处时间的 1/3 以上。表示对患者重视时,注视对方的时间应占全部相处时间的 2/3 以上。表示轻视或不感兴趣,注视对方的时间不到相处时间的 1/3,在护理工作岗位上应注意避免这类情况发生。

（3）目光注视的角度:在接待患者时,采用正视,表示尊敬;在与患者交谈时,采用平视,表示双方地位的平等;在为患者做各种操作治疗时应该俯视,表示对患者的关心。

护理工作中,不同的对象应用不同的目光表达。对待年长患者,目光应该略微低垂,以示尊敬;对待患儿,目光应亲切柔和,以示爱心;对刚入院的患者,目光应认真友善,以示真诚;对待危重患者,目光应坚定祥和,以示鼓励;对待康复患者,目光应热情洋溢,以示祝贺。

2. 微笑　人最美的表情就是微笑。微笑是人际交往中的一种润滑剂,自然真诚的微笑具有多方面的魅力,它虽然无声,却可以表达出高兴、同情、赞许、同意等许多信息。微笑会给人一种亲切感,可以大大缩短人与人之间的距离,消除交往双方之间的陌生感和恐惧感。

（1）微笑的作用:微笑被称为各种服务人员的常规表情和标准表情。微笑无需成本,却能创造许多价值。从心理角度来看,微笑可以感染和调节人的情绪,让人感到温馨、产生愉悦的感觉,同时还可以创造和谐的气氛。在人际交往中应当保持微笑,为交往对象创造轻松的氛围。

（2）微笑的特征:微笑是面带笑容,笑时不牵动鼻子、不发出声音、不露出牙齿,面部肌肉放松,双眉稍稍上扬,自然舒展,嘴角微微抿起,嘴唇略成弧形,使人如沐春风。它是一种良性的面部表情,反映出一个人的内心世界,是自信的标志,礼貌的象征和情感的体现。

（3）微笑的功能

1）能够传情达意：在人际交往中，应怀着真诚的情感，把关心式、友善式的微笑带给对方。

2）能改善交往环境：交往环境的好坏直接影响着交往的成功与否。人与人相处即使平常关系很好，也会因为某些原因而导致紧张或相互排斥，遇到这样的情况，一方或双方应主动地微笑，并配合有声的语言有效地化解矛盾，能够改善气氛。

3）美化个人形象：微笑是心理健康、精神愉快的标志。微笑可以美化人的外在形象，也可以陶冶人的内心世界。发自内心的微笑是一个人美好心灵的外在表现。

（4）微笑训练的方法：微笑是人最美的表情，护士应学会微笑，以在工作中营造和谐温馨、亲切融洽的氛围。

1）"e"字微笑练习法：每天早晨起床后，对着镜子发英文字母"e"音。

2）眼中含笑法：用一张厚纸遮挡眼睛下面的部位，对着镜子，心里想着高兴的事，双唇闭合，脸颊上扬，嘴角上提，这时一双自然含笑的眼睛就在镜子里显现出来了。

（5）微笑的注意事项

1）表里如一、声情并茂：微笑时应做到笑容与内心情感统一、笑容与举止统一。切忌皮笑肉不笑，假笑。

2）气质优雅、文明礼貌：笑容体现形象，笑容展示修养。切忌粗俗、放肆地笑。

3）微笑和谐、恰到好处：微笑应掌握好分寸，笑得自然好看。

4）微笑也要适度，注意场合：任何事情都有"度"。虽说微笑是一种极富魅力的非语言信息，但微笑也要适度，要善于把握而不能随意滥用。

第二节　护士的服饰礼仪

一、服饰礼仪的含义

服饰礼仪是人们在交往过程中为了相互表示尊重与友好，达到交往的和谐而体现在服饰上的一种行为规范。

二、服饰修饰原则

服饰是对人们所穿衣着及其所用装饰品的统称，是仪表的重要组成部分。服饰是人类在实践活动过程中的产物,直接或间接地体现着人类的创造力和审美观。服饰为"衣、食、住、行"之首,直接影响着每个人的生活质量,同时它也能满足人类对于美的追求。

服饰在个人形象中居于重要地位。服饰是一种文化,穿着是一门艺术,既能映射出一个人文化修养的高低和审美情趣的雅俗,又能折射出一个人对生活的态度。如果一个人能够把服饰与自身的气质、个性、身份、年龄、职业等结合起来,讲究穿戴的环境和时间,就能够达到真正的和谐与美丽。服饰修饰的基本原则有以下4条。

(一) TPO 原则

当今世界上流行着一个着装协调的国际准则:TPO 原则。其中 T(time),是指一个人的衣着打扮应能符合相应的时间、季节及时代的变化。P(place),是指着装要符合地点、场合、职位及位置的变化。O(Occasion),是指着装要兼顾目的、目标和对象。正所谓"见其装而知其人",在着装时应重点注意与"时、景、事、己、制"相互协调,相互呼应。

1. T(时间) 是一个较为宽泛的概念。它涵盖了一天早、中、晚三个时段,也包括一年春、夏、秋、冬四个季节的更迭,以及不同的历史发展时期。服装要符合时间的变化,着装时应考虑一日当中三个时间层面,做到"随时更衣",应与时代和季节相符。着装首先要与时代发展同步,顺应时代的潮流和节奏,既不能超前也不能明显落伍。其次要与四季交替相对应,避免冬衣夏穿或夏衣冬穿,按季节变化选择服饰,就会避免因选择不当而影响自身形象。

2. P(地点) 指地理位置、气候条件,也包括某个国家、地区或地方的风俗民情。着装时应与地点和环境相符,与自己所处的环境保持协调一致。不同的地点,着装应有所不同,例如,旅游度假穿休闲装,在家休息穿家居服,上班时着职业装。还要注意地点的变化,国家、地区的不同,所处地理环境位置、自然条件、开放程度、文化背景、风俗习惯等各不相同,着装也存在差异。

3. O(场合) 指出席某一活动的具体地点,也指出席人在某一场合中的角色,不同的场合、不同的角色,在着装上有所不同。着装时应与场合和目的相符,场合一般可分为庄重场合、普通场合、喜庆场合、悲伤场合。例如,身着整齐端庄的服饰去参加正式宴会,说明着装者对主人的礼貌和尊敬,也能体现出个人的教养和素质。同时着装应适合自己扮演的社会角色,在应聘新工作、洽谈生意时应身着正式、合体的服饰,说明重视,渴望成功;相反,若着装随便、不修边幅,则表示对事情不重视。

(二) 适体性原则

1. 与形体相适应 身材偏高,胖瘦适中的人,可在较大范围内选择服装。如高瘦身材应选择线条流畅的服装,在面料图案上不宜选择竖条纹的;高胖身材,适宜穿长裙。衣服的面料厚薄应适中。偏矮身材,适宜用垂直线条面料的服装来增加视觉上的高度,不宜选用水平线条面料。身材矮小者不宜穿喇叭裤、阔腿裤及长裙,因为这使其看起来更加显矮。胖体型身材,宜选用较深暗,色彩强度较低的服装,这样有收缩感,较胖者适宜穿"V"字领或"一"字领的服装,这样在视觉上会显瘦。瘦体型身材,宜选用质地比较粗硬的大格,大花面料和多层次感的服装,以增加视觉宽度;色彩的选择,以浅色和亮色为主,这样可以增加视觉的扩张感,不至于显得太瘦。

2. 与年龄相适应 年轻人可以选择简洁活泼的服饰,体现青春与朝气。中年人宜选择质地上乘,款式端庄的正装或西服,体现其高雅和整洁。老年人的服装款式力求舒适、大方、简洁,以舒适为主。

3. 与职业相适应 服装应与自己所从事的职业、身份、角色相协调。青少年学生应该选择线条流畅和款式简洁的服装,依照自然、朴实的原则,来体现青少年的朝气和青春,展示健康、舒适、自然、淳朴的美感。成年人应选择高雅、端庄的服装,体现出成熟和干练的气质。尤其是工作时的着装,更应该体现职业服装的实用性及审美性,做到职业化、整体化、标准化。不同的服装有不同的穿着法,切不可违反常规自成一派,以免贻笑大方。

4. 与肤色相适应 选择服装时应注意肤色的问题,因为衣服的色彩会使人的肤色发生明显或微妙的变化。例如肤色偏暗黄者,不要穿色彩暗的服装;肤色偏黑者,为衬托出肤色的明亮感,适宜选择浅色调、明亮颜色的服装。

(三)个体性原则

外在的服装,可体现出内在的气质。因此,衣着也要突出个性,突出自己的特色,要根据自己的特点,做到量体裁衣、扬长避短,创造并保持自己独特的风格,同时还要兼顾大众的审美观,这样才能在人际交往中给人留下深刻、美好的印象。

(四)整体性原则

正确的着装,应基于精心搭配和统筹的考虑,其各部分不仅要"自成一体",而且还要相互配合、呼应,尽可能地显现整体上的完美与和谐。为体现着装的整体性,首先要遵守服装固有的搭配原则。其次,要体现着装的整体美。着装时要使服装各部分彼此适应,在局部服从整体的前提下,力求展现着装的整体美、全局美。

三、护士的服饰礼仪

护士服起源于南丁格尔时代。南丁格尔首创护士服时,以"清洁、整齐并利于清洗"为原则。样式虽有不同，却也大同小异。随着社会的发展与变迁，护士服的颜色与样式亦不断完善。

护士"白衣天使"般的美丽装束是护理职业群体精神风貌的缩影，凝聚着护理人员的自信、骄傲和希望。在临床护理工作中，得体的服饰不仅体现了护士个人的职业素养，更展现了医疗卫生行业规范的职业特征，是护士精神面貌的外在展示。整齐得体、规范统一的护士服饰，无声地表达着护士的神圣使命，彰显着护理职业的崇高及荣誉，诠释着护士天使般的情感、智慧与圣洁。

（一）护士的着装礼仪

护士着装应当坚持统一、合体、呼应的原则。护士服饰包括护士帽、护士服、护士鞋等。着护士装，应使衣、裤、裙、帽、鞋、袜等相互呼应、协调配合，体现"白衣天使"的圣洁形象。

1. 护士帽的选择与佩戴

（1）护士帽的选择：护士帽一般分为圆帽和燕尾帽两种。手术室、重症监护室等无菌操作严格的环境中必须佩戴圆帽。而在一般治疗性环境下，护士进行护理操作时可以选择燕尾帽。燕尾帽有方角和圆弧角两种款式，是护士职业的象征。

（2）护士帽的佩戴：① 圆帽：用于要求比较严格的无菌操作环境中，或者男护士佩戴。佩戴圆帽时要求头发全部放在帽子里面，不露发际线，前不遮眉，后不外露，不戴头饰，缝线在后，边缘要平整（图2-2）。② 燕尾帽：用于女士佩戴，戴燕尾帽时，要注意头发要干净整齐，燕尾帽整洁、平整无皱折，佩戴时高低适中，戴正戴稳，帽前缘距发际3~5 cm，用白色发卡固定于帽后（图2-3）。

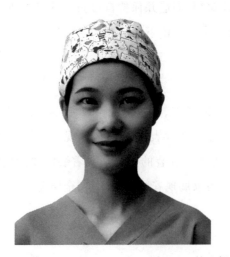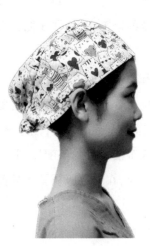

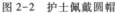
图2-2 护士佩戴圆帽

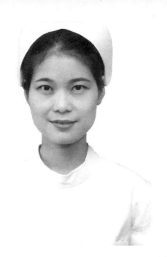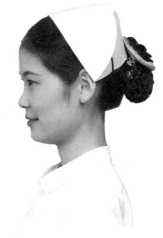

图 2-3 护士佩戴燕尾帽

2. 护士服的选择与穿着

（1）护士服的选择：选择护士服应遵循样式简洁、美观、穿着适体，面料透气、不透明、易清洗、易消毒的原则。

护士服款式有裙式护士服和分体式护士服两种。裙式护士服适用于普通门诊、病区和社区护理服务（图2-4），急诊室、重症监护室为方便工作，多采用分体式护士服（图2-5）。不同的科室护士服也可以选择不同的色彩，例如，妇产科和儿科为防止产妇和患儿紧张、增添温馨气氛，护士服颜色多为粉色；急诊室、重症监护室护士服颜色多为蓝色或绿色；老年病房分体式护士服多为小碎花，给老人以家的温馨氛围。

视频：护士服的
前世今生

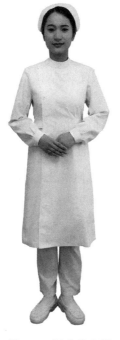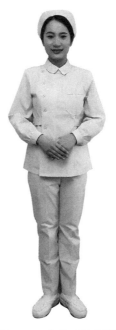

图 2-4 裙式护士服   图 2-5 分体式护士服

（2）护士服的穿着要求：护士在穿着护士服时，要做到服装清洁平整、无污渍油渍、衣扣要扣齐；衣领、袖口、腰带、衣边要平伏整齐；穿着要适体，原则上内衣不外露，夏天穿裙装时，其边缘不要超过工作服；鞋、袜的颜色要与护士服协调。

3. 护士鞋的选择与穿着要求　护士工作繁忙，工作时需要不停地走动。为了不影响患者休息，满足患者良好的情绪需要，并减少护士的劳累程度，护士鞋的选择应以软底、防滑、平跟或坡跟为宜。护士鞋的颜色应该与护士服相搭配，以白色或者是乳白色为主，穿着时注意保持鞋面的清洁。

4. 护士袜的选择与穿着

（1）护士袜的选择：护士袜是护士"腿部的时装"。选择袜子时，颜色以单一色调为佳，护士如果穿护士裙时，要配长筒袜或者连裤袜，袜子颜色以肉色或浅色为宜。

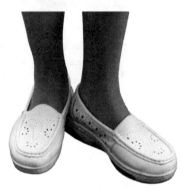

（2）护士袜的穿着要求：护士工作时不能穿破洞或勾丝的袜子，这样会失去患者的尊重或信赖。不宜穿彩色或者黑色及网眼的袜子，袜口不能暴露于裙摆或者裤腿外面（图2-6）。

图2-6　护士鞋、袜

（二）护士饰品佩戴

1. 护士表　表是护士每天工作中常用的时间工具，用于生命体征的测量、输液滴数的计算、给药等，成为护士工作中不可缺少的饰物。但护士在工作中需要多次洗手消毒，佩戴腕表特别不方便护理操作，而且容易损坏和丢失。因此护士表最好选用挂表，并佩戴在左胸前，由于护士表盘是倒置的，低头或用手托起表即可计时，这样既卫生又便于工作（图2-7）。

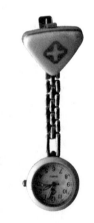

2. 发卡和发网　发卡是用于固定护士帽的饰物。护士在佩戴燕尾帽时需要发卡来固定，发卡的选择应以白色或者浅色为宜，左右对称别在燕尾帽的后面。护士在工作时头部不宜佩戴复杂的饰品，护士的长发要盘起来并用发网罩住（图2-8，图2-9）。

图2-7　护士表

3. 胸卡　胸卡是护士工作的身份证，护士上岗时要求佩戴胸卡，注意保持胸卡信息的完整并保持其整洁、干净（图2-10）。

护士的职业服饰是护士纯洁、朴实、善良的职业情感的充分体现，在饰物的佩戴上如果与工作无关就会显得过于累赘和复杂，因此，护士在职业岗位上不得佩戴与工作无关的饰物（如项链、戒指、手镯、脚链等），以体现护士简洁大方、端庄优雅的职业形象。

视频:护士的
服饰礼仪

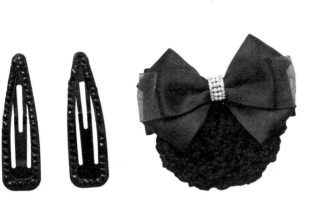

图 2-8 护士发卡   图 2-9 护士发网   图 2-10 胸卡

知识拓展

燕尾帽的由来

燕尾帽又叫护士帽,是护士的工作帽,也是护士职业的象征。它洁白、坚挺、两翼
如飞燕状,所以称为燕尾帽,它像一道圣洁的光环,衬托着白衣天使崇高的使命,只有
正式护士才能戴护士帽,才有资格为患者做护理工作。

燕尾帽的等级标识:一条横杠代表护士长,两条横杠代表科护士长,三条横杠代
表护理部主任。一条边上斜杠代表护师,两条边上斜杠代表主管护师,三条边上斜杠
代表副主任、主任护师。

课后讨论

新冠肺炎疫情中,许多驰援湖北疫情一线的护士为了避免影响医护抗疫工作及
避免感染,纷纷剪掉了长发,甚至剃了光头。在这样的特殊时期,这些护士们的行为
符合护士的职业形象吗?

（李　丹）

随堂测试

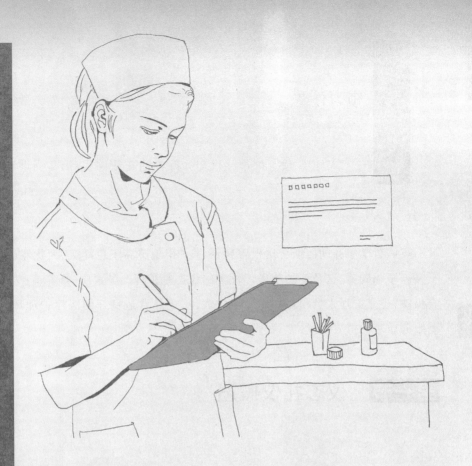

第三章 仪态——从"一举一动"培养

学习目标

1. 掌握正确的护士仪态。

2. 熟悉护士职业仪态的规范要求。

3. 了解职业仪态美的意义。

4. 自觉养成良好的职业礼仪行为,树立白衣天使的美好形象。

PPT 课件

思维导图

预习任务

MOOC 预览护理礼仪与人际沟通在线课程:第 2 周课程。

　　英国哲学家弗朗西斯·培根曾经说过:"相貌美高于色泽美,而优雅合适的动作美又高于相貌美,这是美的精华。"优美的仪态是护理人员素质、修养、行为、气质的综合反映,也是护理人员职业道德的具体表现,更是营造良好的医疗护理环境,提高护理服务质量的重要因素。

第一节　仪态礼仪概述

一、仪态的概念

　　仪态是指人在行为中的姿态和风度。姿态包括举止动作、神态表情和相对静止的体态。风度则是气质的外显。优美的仪态显示人们的精神状态和文化素养,是心灵美的自然流露,是思想感情及内在修养的真实写照。与容貌美和身材美相比,仪态美是一种深层次的美,这种美依赖于知识的累积、阅历的增长和自身修养的提高。

二、仪态美的意义

(一)仪态美是心灵美的自然流露

　　仪态像有声语言一样,具有传情达意的作用。当人们通过语言进行交流时,个体的面部表情、身体姿态、手势等也在传递着信息。对方不仅在"听其言",也在"观其行"。一个人的语言可能是真实的,也可能是虚假的,但人的仪态却总是真实的。也许你在语言上表示非常喜欢对方,但在表情、动作或手势上却流露出厌恶、拒绝之意。心理学家提出了一个有趣的公式:一条信息的表达 = 7%的语言+38%的声音+55%的人体动作。这表明,人们获得的信息大部分来自视觉印象。美国心理学家艾德华·霍尔也曾十分肯定地说:"无声语言所显示的意义要比有声语言多得多。"在日常交往中,善用无声的仪态美,可表达更真实、更丰富的情感,更能让我们的内在文化素养自然流露。

(二)仪态美是个人修养的外在表现

仪态是一张无形的"名片",可以反映出一个人的修养。一个人站立的姿势、走路的步态、说话的声调、面部的表情,都是这个人身份、地位、学识及能力的真实表达。优美的仪态能够使人在动静之中展现气质、修养、品格等内在美,既体现一个人良好的精神风貌,又是一个人自尊、自爱的表现,并向人传播一种自信、热情、向上的精神风貌。

(三)仪态美是个人形象的内在品质

训练有素的、优美端正的仪态具有无比的魅力,也是树立个人良好形象的基本要求,在人际交往中有助于建立良好的第一印象。有些人尽管相貌一般,甚至有生理缺陷,但举止端庄文雅、落落大方、充满生气,依然可以给人留下深刻的良好印象,获得他人的好感。

(四)仪态美是建立人际关系的桥梁

尊重是一种修养,更是建立良好人际关系的基础。尊重他人是获得他人好感进而友好相处的关键,也是与他人建立良好人际关系的重要因素。优雅得体的仪态不仅是自尊、自爱的表现,也是尊重他人的重要表现。正如成功学之父英国作家、道德学家塞缪尔·斯迈尔斯所说:"友善的行为、得体的举止、优雅的风度,这些都是走进他人心灵的通行证。"

知识拓展

浅谈良好仪态的形成

美国哈佛大学前校长艾略特曾经说过:"在造就一个有修养的人的教育中,有一种训练不可少,那就是优美、高雅的仪态。"可见,在日常的生活、学习、工作中,保持良好的仪态礼仪是非常必要的。讲究仪态礼仪,遵从仪态礼仪规范,可以有效地展示一个人的教养、风度与魅力,更好地体现一个人对他人和社会的认知水平和尊重程度,从而使个人的学识、修养和价值得到社会的认可和尊重。适度、恰当的仪态礼仪不仅能给外人以可亲可敬、可合作的信任、可交往的欲望,而且会使合作过程更加顺利更容易成功。

总而言之,与容貌和身材比较,良好的仪态是一种更深层次的美。容貌美只属于幸运的人,而仪态美则往往属于出色的人,他们都因仪态美更富有魅力。

第二节 护士的仪态礼仪

情景导入

李女士，58岁，退休干部，3天前因头晕不适来医院就诊，门诊以"高血压"收入院，责任护士小张是一名刚工作不到一年的年轻护士，性格开朗，活泼爱动，到病房总是蹦蹦跳跳，手舞足蹈。该患者退休前是某机关单位领导，认为护士小张的举止不符合一名护士应有的职业礼仪标准，质疑护士小张的工作能力，要求更换责任护士。

工作任务：

掌握护士仪态礼仪的要求，给患者留下良好的印象。

一、护士仪态的基本要求

"站如松，坐如钟，行如风"是古人对个人仪态的一种要求。良好的仪态礼仪是护理工作中必不可少的一环。护士通过端庄、优雅、大方的仪态展示自己所具备的基本素质和职业形象，赢得患者的信任和理解，给患者以美的享受，也给人们留下温和、善良、仁爱的"白衣天使"形象。护士仪态的基本要求就是要体现仪态美。

（一）仪态自然、得体

在病房里，护士的姿态应自然、舒展、得体，带给患者美的享受。如护理操作时，护士舒展大方、干净利落、轻稳准确的动作，体现出护士娴熟的技能，传递给患者积极的情感信息，同时也让人赏心悦目。

（二）仪态端庄、优雅

护理工作中，护士的举止端庄、优雅、从容、自如，敏捷、迅速的体态，都给人沉着冷静、忙而不乱、井然有序的感觉，体现了护理工作者良好的职业素养。

（三）仪态谦恭、敬人

服务于人，待人谦恭与否，可以直观地从她（他）的身体的姿态体现出来。在护理岗位上，护士应以文明、谦恭、礼让的姿态，在举手投足间体现出对患者的尊重和敬意。如护士在与患者交谈时,双腿并拢、上身略前倾、下颌微收、目光平视,向病人表达关注、信任,使病人在无形之中感到支持和鼓励。

二、护士的基本仪态

(一)站立有姿

站立有姿是指护士在站立时呈现出的良好姿态。站立是静态造型的姿势,是其他动态姿势的起点和基础。良好的站姿应挺拔自然、端庄稳重、朝气蓬勃,展示护士自信美好的气质和风度,应给患者和家属留下良好的印象。

1. 基本站姿　头正颈直,挺胸收腹,立腰提臀,两肩外展,两臂自然下垂放于身体两侧,两腿并拢,脚跟紧贴,整个身体挺拔直立,同时两眼平视,目光柔和,下颌微收,面带微笑,充满自信(图3-1)。

2. 女性站姿　为了展示女性的柔美,体现女性的娴静与轻盈。在基本站姿的基础上,女性可将一手轻握另一手,自然曲臂放于脐部。双脚脚跟并拢、脚尖自然分开呈"V"字形站立(图3-2)。或双脚呈垂直方向接触,其中一脚脚跟靠在另一脚足弓处,呈"丁"字形站立(图3-3)。这两种站姿适用于迎送患者、前台导医、科室大查房、早交班等。

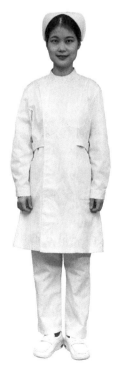
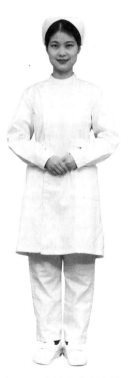
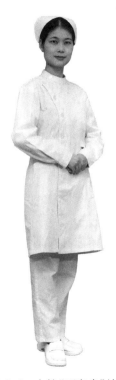

图3-1　女性基本站姿　　　　图3-2　女性"V"字步站姿　　　图3-3　女性"丁字步"站姿

3. 男性站姿　应展示男性的阳刚之美,体现男性刚毅、英武的风采。在基本站姿(图 3-4)的基础上,男性可将双手相互重叠,放于下腹部;也可将双手背于身后,一手轻握另一手的腕部,被握手呈握拳状(图 3-5)。双脚平行分开,与肩同宽。

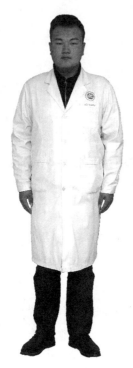
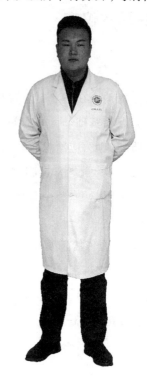

图 3-4　男性基本站姿　　　　　图 3-5　男性站姿

4. 站姿的注意事项

(1)护士站立时应保持身体直立,姿态端正,目视前方,面带微笑,展示护士自信、温暖、可亲的职业形象。

(2)女性护士在站立时双腿应并拢,男性护士双腿分开应与肩同宽,体现护士职业的端庄与得体。

(二)落座有态

落座有态是指护士在落座之后所呈现出来的自然、端庄的姿态。良好的坐姿不仅能给人端庄、稳重、文雅、自信的感觉,而且能展现个体良好的气质和修养。

1. 就座离座原则

(1)就座顺序:和他人一起就座时,要明确尊卑,礼让尊长。就座时一般是尊长优先,即尊长者就座后自己才可就座,平辈、朋友、同事间可同时就座。

(2)左进左出:不论是从正面、侧面或是背面进入座位,就座时都应从座位左侧进入,离座时从座位左侧离开,即为"左进左出"。这是一种国际通用的礼节,在正式场合一定要遵守这个原则。

（3）轻稳落座：走到座位前背对座位约一脚的距离，一脚后撤半步，小腿触碰椅子边缘，确认椅子位置，腰背自然伸直，两腿自然弯曲，轻稳坐下。女性着裙装时，可用单手或双手抚平裙摆后再落座。

（4）起身离座：离座时应先跨前半步，轻稳起身离座，勿扰他人。离座时要按就座时的先后顺序，礼让尊者。平辈、朋友、同事间可同时离座。如需提前离座，应用语言或动作向他人示意后方可离开，以示尊重。

2. 基本坐姿　入座轻而稳，头正颈直，双目平视，面带微笑，下颌微收，双肩放松，腰背挺直，两臂自然弯曲，双手掌心向下叠放在膝上，臀部应坐满椅子的 2/3 或 1/2。

3. 女性坐姿

（1）正坐式坐姿：双膝自然并拢，上身挺直坐正，大腿和小腿呈 90°，小腿与地面垂直或稍后收（图 3-6）。在正式场合通常使用这种坐姿。

（2）丁字步坐姿：两大腿并拢，双脚呈丁字形（图 3-7）。此种坐姿可显示出女性的端庄。

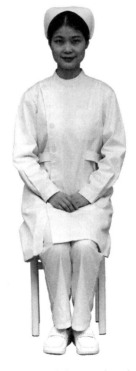
图 3-6　女性正坐式坐姿

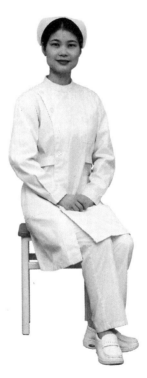
图 3-7　女性丁字步坐姿

（3）双腿斜放式坐姿：两腿并拢，同时侧向左方或侧向右方，双脚平行紧贴或交叉放置，稍向后收（图 3-8）。这种坐姿常用于较低处就座，同时还可以显示女性的大方和腿形的秀美。

（4）脚尖交叉点放式坐姿：两大腿并拢，两小腿后收交叉，脚尖点地（图 3-9）。此种坐姿显得比较放松，可以显示身体的自然美。

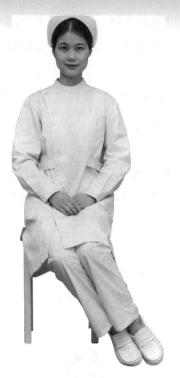
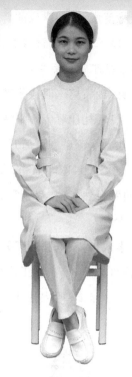

图 3-8　女性双腿斜放式坐姿　　　　图 3-9　女性脚尖交叉点放式坐姿

4. 男性坐姿　两腿略分开,头正颈直,目光平视前方,双肩放松,腰背挺直,双臂自然弯曲,双手掌心向下,放于两侧大腿之上(图 3-10)。

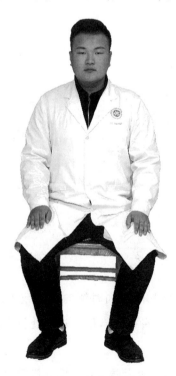

图 3-10　男性坐姿

5. 坐姿的注意事项

（1）就座时要遵守长幼有序的原则，文明就座。离座时要轻缓、平稳，移动座位或调整坐姿时，应轻起轻坐，悄然无声，给人礼貌稳重的感觉。

（2）坐定后，腰背挺直，目光专注，面带微笑，上肢放松自然放于双腿或扶手上，臀部坐满座位的 1/2 或 2/3。

视频：护士的仪态美之落座有态

（三）行走有相

行走有相是指护士在行走时所呈现出的美好姿态。与其他姿态不同的是，行姿始终处于动态变化之中，这也为行姿增加了一些动态之美。优美的行姿能给人轻盈、挺拔、干练的感觉，既能节省体力，又能很好地展示护士从容大方的形象。

1. 基本行姿

（1）步态稳健：护士在行走时，上身应保持站姿基本要求，挺胸、收腹、立腰、双肩平稳，双臂自然摆动于身体两侧，女性护士摆幅约 30°，男性护士摆幅约 45°。

（2）步位得当：行走时，应保持两脚内侧缘落在一条直线上，脚尖保持向前，身体重心落于前脚掌上。

（3）步幅适度：步幅的大小因人而异，一般应为本人的一脚之长，步幅应大体保持一致。

（4）步速平稳：男性步速以每分钟 100~110 步为宜，女性步速以每分钟 110~120 步为佳。

（5）步韵优美：步韵指行走时的节奏、韵律、精神状态等。护士在行走时，身体重心应随脚步移动不断由脚跟向脚掌、脚尖过渡，应步履轻盈，具有节奏，弹足有力，柔步无声。

在日常工作中，女性的行姿应优雅、轻盈，凸显女性的端庄与柔美；男性的行姿应稳健、有力，凸显男性的沉稳与阳刚。

2. 行姿的注意事项

（1）行走时要端庄稳重，身体各部位之间要保持动作和谐，使自己的步调一致，展现护士积极向上、朝气蓬勃的精神状态。

（2）行走过程中，如有急事需要超越别人，要从旁边绕过，最好轻声招呼，不慎撞了行人应该表示歉意。

（3）护士在病区内行走时，特别是在夜间值班时，一定要轻稳，确保为患者提供安静的休养环境。

视频：护士的仪态美之行走有相

（四）下蹲有法

下蹲有法是指护士在身体下蹲时姿势自然、得体不露怯。蹲姿，是静态姿势的一种特殊情况。护士在捡拾物品或整理橱柜下层物品时常用此种姿势。

1. **基本蹲姿**　下蹲捡拾物品时,应走到物品的一侧,然后蹲下,用近侧手捡起物品。

（1）下蹲得体:下蹲时,要保持姿势优美、端庄。女护士捡拾物品时,应先抚平护士服裙摆,一脚在前,一脚在后,然后下蹲。蹲下后,在前面的脚全部着地,小腿与地面垂直;在后面的脚,脚掌着地,脚跟提起,膝盖位置低于前脚的膝盖。女护士两大腿紧贴(图 3-11)。男性护士两腿可以稍分开。

（2）下蹲优美:下蹲后,上身要保持正直,挺胸收腹,臀部向下,用一手捡拾物品,另一手放在腿上。

（3）起身自然:起身时,腿部用力,上身自然起立。

2. **注意事项**

（1）走近物品自然下蹲,用近侧手捡起物品。

（2）女护士捡拾物品时,应先抚平护士服裙摆,然后下蹲。蹲下后,两大腿内侧紧贴,避免暴露隐私部位。

（3）下蹲时,两腿合力支撑身体,使头、胸、膝关节在一条直线上,使蹲姿优美。

（4）捡拾物品时,要使用正确的蹲姿,展现护士自然、得体、大方的体态。

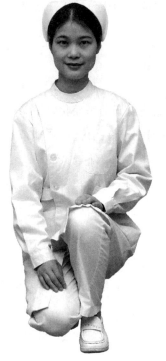

图 3-11　女性蹲姿

三、护理工作中的仪态

在日常护理工作中,护士不仅要掌握一般的日常仪态,也要学会护理工作中的仪态,并恰到好处地把握仪态美,给患者带来安全感和美的享受,体现出护士严谨的工作作风和对患者的尊重和爱护。

（一）沟通交流姿态

当护士与同事、患者或患者家属沟通交流时,双脚可呈"V"字形站立。双手在上腹部轻握,四指自然弯曲,手腕微微上扬(图 3-12)。注意眼神和目光的交流,可适当配合动作以强调内容的重要性。这种站姿亲切友好,可以展现护士的柔美端庄。

（二）持拿病历夹姿态

病历是重要的医疗文件,是患者病情及整个治疗、护理过程的记录,也是整个医疗过程的法律依据。患者住院期间,病历保存在病历夹中,供医护人员翻阅、记录。

护士持拿病历夹时,应在基本站姿的基础上,一手握住病历夹中下段,将病历夹与水平线呈45°斜插于另一侧肋下,一手臂自然下垂(图3-13)。需要翻阅病历资料或做护理记录时,可将左前臂紧贴躯干,肘关节呈近90°,用左手掌和左前臂托住病历夹,左手四指握住病历夹顶端,右手拇指和食指在缺口处翻阅病历,整个动作舒展、流畅(图3-14)。

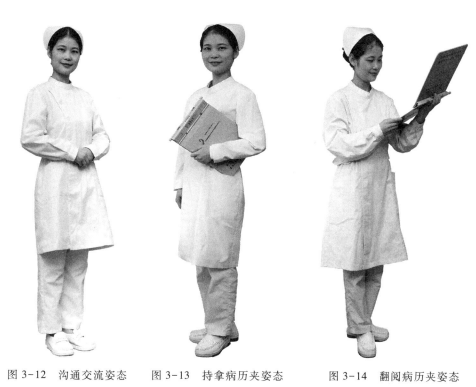

图3-12 沟通交流姿态　　图3-13 持拿病历夹姿态　　图3-14 翻阅病历夹姿态

护士携带病历夹行走时,可用一手握住病历夹中下段,将病历夹与水平线呈45°斜插于另一侧肋下,一手臂自然下垂,以肩关节为轴心,前后自然摆动。

(三)端治疗盘姿态

治疗盘是护理工作中给患者进行各项治疗、护理操作时常用的物品。端治疗盘是护士工作中常见的姿势,是在站姿和行姿的基础上完成的。

端治疗盘时,在基本站姿的基础上,护士应将上臂紧贴躯干,肘关节呈90°,前臂保持水平,腕部自然弯曲,拇指紧扣治疗盘边缘,手掌和四指平托两侧盘底,四指自然分开,治疗盘与身体间距2~3 cm。前臂、上臂和手一起用力,保持治疗盘的重心平稳(图3-15,图3-16)。

端治疗盘行走时,要保持端盘的姿势平稳前进,注意盘内物品不要晃动或掉出盘外。端盘进门时,不可用脚踢门,而应用肩部和肘部轻轻推开。

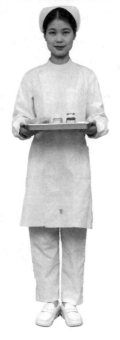
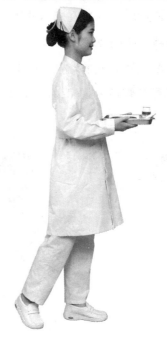

图 3-15　端治疗盘姿态（正面）　　　　图 3-16　端治疗盘姿态（侧面）

（四）推治疗车姿态

治疗车也是护理工作中常用的物品，主要用于运送医疗物品。

护士在推治疗车时，应站于无护栏的一侧，两臂自然弯曲，双手扶握在治疗车两侧的护栏上。挺胸直背，身体略向前倾（图 3-17）。

前进时，步伐均匀、速度适中。进入或离开病室时，应先停稳治疗车，用手开门后，推车进入或离开，不可用车撞门或用脚踢开门，同时随手关上病室门，注意动作轻稳，避免打扰患者休息。

推治疗车时动作要平稳，车上物品不要滑落下来。易滑落的物品可放于抽屉内。物品位置要摆放合理，不要因碰撞发出过大声响或损坏物品。

为保持推车时省力且姿势优美，应经常对车的各部件进行保养和维修。经常使用润滑油润滑车轮，以避免推车时发出声音影响患者休息。

在病区走廊里和患者相遇时，应遵循"患者优先"的原则，先将车停到一侧，让患者先行。

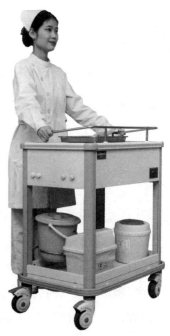

图 3-17　推治疗车姿态

（五）进出病室姿态

进患者病室前应有礼貌地敲门,用右手食指和中指的中关节轻扣三下,待患者许可后方可进门。进门时用单手拉或推门,进门后转身,身体与门呈45°角,用另一手关门。在给患者做完护理操作或交流结束准备离开病室时,应先注视对方以话语致意,转身走到房门口回转身面向患者,面带微笑,再礼貌道别,反手开门,退出病室后将门轻轻关上。

（六）递接物品或文件姿态

护士在工作中常会递接病历等文件或物品,在递接过程中也应注意表现大方,体现素养。在递交文件时,应双手递交,文件以正面朝向对方,并以微笑或语言示意对方接取(图3-18)。递交剪刀等锐利物品时,尖锐一侧不应朝向对方。接物时也需双手接取,并点头示意。在递交过程中应确保物品或文件接平稳后再松手,面带微笑,并配合礼貌用语。

（七）搀扶帮助患者姿态

搀扶患者时,护士应站在患者的左侧,侧身面向患者,左手握住患者手腕,右手托住患者肘部,力度适中,动作轻柔。搀扶患者行走时,护士的步速要配合患者的步速,不可着急前行,以确保患者安全(图3-19)。

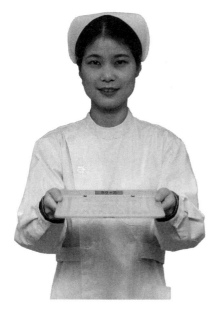

图3-18 递接文件姿态

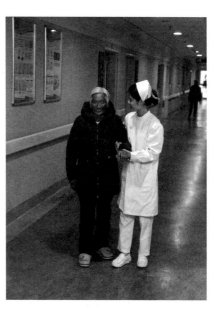

图3-19 搀扶帮助患者姿态

（八）运送患者姿态

1. 使用轮椅运送患者　护士应站在轮椅的背侧，两眼目视前方，身体直立前倾，两臂弯曲，运用手臂及上身的力量，双手扶车把前进，平稳地运送患者，并及时询问患者感受，观察患者病情。上下斜坡时，调整好轮椅朝向，应注意控制轮椅速度，缓慢上下行，防止因震动引起患者不适（图 3-20）。

2. 使用平车运送患者　护士应站在患者头侧，两眼平视，两臂放松，自然弯曲，手握平车把手，背部挺直，腰部弯曲，向前推送平车。运送途中，动作轻稳，协调一致，速度适宜，并及时询问患者感受，观察患者病情，确保患者的安全和舒适。上下坡时，患者的头应在高处一端，以免引起患者不适（图 3-21）。

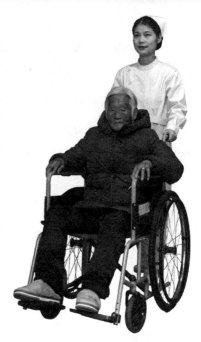

图 3-20　轮椅运送患者姿态

（九）陪同引导患者姿态

陪同引导患者进病房时，应站在患者左前方 1 m 处（2~3 步），轻声说"请"；手指自然并拢，掌心斜向上方，手与前臂形成直线，肘部稍弯曲，手指向前进方向引导患者；遇楼梯和拐弯处应回头提醒患者，在走廊等狭窄处采用侧行步，引导过程中，目光应间断地注视患者并与其交流（图 3-22）。

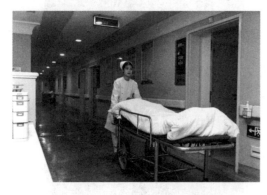

图 3-21　平车运送患者姿态

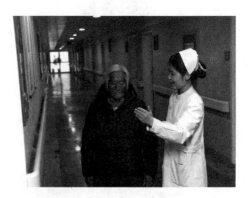

图 3-22　陪同引导患者姿态

（十）陪同患者上下楼梯姿态

陪同患者上下楼梯时，护士应走在患者前方，保持距离，速度适宜，适当给予安全提示。对于年老体弱者可搀扶上下楼梯,注意步行速度,及时询问患者感受,观察患者病情,确保患者安全(图3-23)。

(十一)陪同患者上下电梯姿态

陪同患者乘电梯时,护士应走在患者前面,先进入电梯控制电梯按键,等待患者进入电梯后关闭电梯门;出电梯时按住电梯开门键让患者先出,温婉有礼,并然有序。必要时搀扶患者,注意患者病情变化(图3-24)。

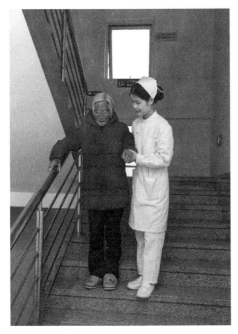

图 3-23　陪同患者上下楼梯姿态

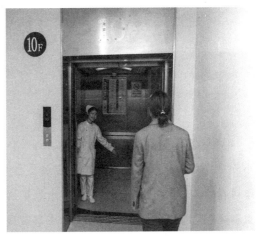

图 3-24　陪同患者上下电梯姿态

(十二)抢救工作时姿态

在抢救患者、应答患者呼叫时,护士在正常行走的基础上步速要适当加快,但不可慌张乱跑,应继续保持身体平稳、弹足有力、步履轻捷,以"快走"代"跑",给人一种干练、从容的动态美,也给患者快而不慌、忙而不乱、稳中有序的感觉,增加患者住院期间的安全感(图3-25)。

护理工作是一门独特的艺术,正如护理前辈、中国第一位南丁格尔奖获得者王琇瑛教授所说:"护理工作可以发扬女性所有的力和美。"护士的一举手一投足、一颦一笑,不仅体现护士良好的职业素养和审美情趣,还是个人自尊自爱的表现,更可以给患者创造一个友善、亲切、健康向上的人文环境,对维护医院形象,改善护患关系,起到了不可或缺的作用。

视频:护理工作中的仪态美

第二节　护士的仪态礼仪

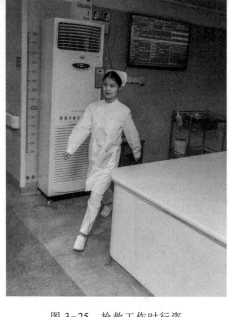

图 3-25　抢救工作时行姿

课后讨论

　　护士小王是病房里新来的实习生,平日里大大咧咧。中午病房里来了位新患者,小王单手推着治疗车到病房给患者测量生命体征,因躲避前方走来的老爷爷,不慎将车碰撞房门,还差点撞到要出门的患者家属。她一进门便单手端上治疗盘大声说"测血糖了!",把病房里正在午睡的患者都吵醒了。请问护士小王的举止妥当吗?

（杨　阳）

随堂测试

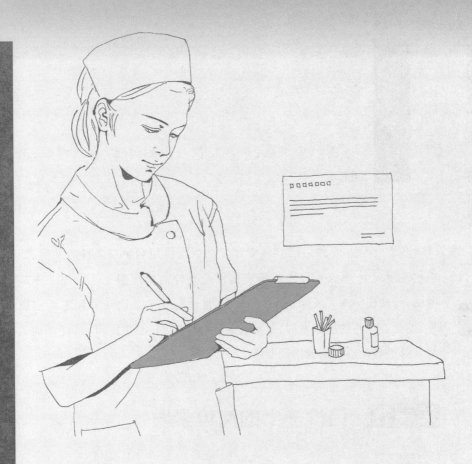

第四章 门诊护士——"来的都是患者"

学习目标

1. 掌握门诊导诊护士、候诊台护士礼仪。

2. 熟悉门诊患者心理状态。

3. 了解门诊护士的岗位素质。

4. 在门诊导医、候诊服务中以良好的形象、亲切的态度、文明的行为,为就诊患者提供优质周到的护理服务。

PPT 课件

思维导图

44

预习任务

MOOC 预览《护理礼仪与人际沟通》在线课程：第 3 周课程。

随着"生物-心理-社会"医学模式的广泛应用和护理学科的发展,要求护士在护理实践过程中,愈来愈注重为患者提供全方位的护理服务。护理工作是科学与艺术的结合,现代护理人员除了必须具备丰富而扎实的理论知识和熟练过硬的操作技能外,还要有良好的职业素养,了解患者的心理状态、心理需求,这样才能在护理工作岗位上为患者提供优质的护理服务。

第一节　门诊护士的岗位素质

随着社会的进步和医学的发展,人们对护理人才的要求也越来越高。门诊护士的岗位素质是构成护理专业形象的基础,是从事门诊护理工作的根本。门诊护士的岗位素质包括四个方面:思想道德素质、文化素质、专业素质和身心素质。

一、良好的道德素质

门诊护士要热爱门诊护理岗位工作、具有崇高的护理职业道德,诚实的品格和较高的慎独修养。每天面对不同的来院就医的患者,门诊护士应具有高度的责任感和同理心,文明礼貌、平等待患、忠于职守,全心全意为患者服务。

二、深厚的文化素养

门诊护士是医院接触患者的第一人,门诊护士的形象也代表着医院的形象。门诊护士应不断拓宽知识面完善自己,构建合理的知识结构,具备深厚的文化底蕴,这样才能真正做到优雅大方、知书识礼,维护"白衣天使"的职业形象和医院的良好形象。

三、系统全面的专业知识

门诊护士要具备系统全面的专业理论知识和较强的实践技能，具有敏锐的观察能力和分析问题、解决问题能力，遇到特殊情况时，能够果断做出决策，采取有效的解决措施。同时还需具有较强的人际沟通和健康宣教的能力，指导患者转变健康观念，采取促进、维持和恢复健康的有效行为。

四、健康的身体素质

门诊护士每天都要接待护理大量的患者，这需要有健康的身体才能完成。因此护士必须身体健康、精力充沛，仪表大方。

五、乐观、豁达的心态

门诊患者由于病痛的折磨，对疾病和治疗过程缺乏正确的认识，加之就诊环节的烦琐，患者和家属往往容易情绪激动，产生过激的语言或行为，这时就需要护士具有良好的心理素质，正确对待出现的问题，并妥善加以解决。因此门诊护士应保持健康的心理状态，乐观、开朗、豁达，情绪稳定，具备良好的忍耐力及自我控制能力。

第二节　门诊患者心理需求

门诊是一个流动性较大，人群相对集中的公共场所，而大多数医院存在着就诊等待时间长，就诊程序烦琐，环节多等问题，就诊患者也呈现出结构复杂，病种庞杂，疾病性质、职业、性别、文化程度和需求千差万别等特点。对患者而言，无论是急性病还是慢性病，无论男女或是老少，都对医院有一种陌生的感觉。因此，门诊护士必须重视患者的心理状态，以文明端庄的仪表、亲切友好的态度和礼貌周到的服务，合理安排就诊，使每一位就诊的患者都能感受到医务人员给予的尊重。

一、希望得到重视、同情和理解

患者患病后会产生行为退化或幼稚化的心理和行为模式，表现为依赖性增强，行为表现往往与年龄、社会角色不相称；患病后由于丧失了正常人的部分能力而处于弱

第二节　门诊患者心理需求

势、被动的状态,自尊心变得更强,希望得到周围人的注意,重视他的病情,愿意听到安慰与疏导的话语,也自认为应该得到特殊的照顾、特别的尊重。因此,特别注意医护人员的态度,稍有不妥即视为对其不尊重,担心受到不平等对待,希望得到医护人员的重视、理解与同情,对医护人员报有祈求的被动心理。

二、希望医务人员主动与之交流

疾病常可使人表现出情感脆弱的一面,即便是平时看起来意志非常坚强的人,也会在患病后,难以控制地显露出脆弱的一面,表现出任性、爱哭、情绪易激动等行为,心理承受能力显著下降,特别渴望得到他人的安慰。因此,就诊时希望护理人员能够主动与之交流,和颜悦色、体贴入微,及时为其分忧解难。

三、希望了解医院的环境、医疗技术

门诊患者特别是首次来医院就诊患者,由于对医院环境生疏而感到无所适从,产生陌生、恐惧心理。对就诊程序不了解,害怕影响就诊、检查时间,又担心所患疾病得不到准确的诊断,延误治疗,因而显得惊慌和不安,希望了解医院的环境、医疗技术。

四、希望尽快见到接诊医生

门诊患者普遍存在求医心切的心理,希望尽早体验到诊疗效果。对疾病治愈的期望值较高,渴望有一个良好的就医环境;希望为自己诊治的医生是医术精湛的专家,并且受到医生重视;能够得到及时、准确的诊疗,做到药到病除,早日摆脱病魔的困扰,由此而形成一定的期盼心理。

五、希望简化就诊程序

患者来就诊,最大的希望是能尽快获得救治,期望在短时间内有明确的疾病诊断。由于门诊的就诊程序比较繁杂,都要经过挂号、候诊、诊断、交费、检查、治疗、取药等过程。患者由于检查内容多,需往返多次,排队等候时间长,加之疾病带来的痛苦,并对疾病的转归不清楚,就会产生焦躁不安的情绪。

第三节　门诊导诊护士礼仪

门诊大厅走进来两位年轻姑娘,一位女孩面色潮红,呼吸急促,步态踉跄;另一位女孩正在吃力地搀扶着她,防止她摔倒在地上。进了大厅,搀扶的女孩抬头茫然寻找着,看着喧闹的人流似乎不知道该往哪里去。

工作任务:

若你是当天门诊导诊护士,请你为这位患者准确导诊。

现代化医院管理模式中,导诊台是医院的服务窗口,是医院形象的最直接表现,也是医院与社会的联络处,导诊护士是一个必不可少的重要角色,导诊护士的形象在一定程度上代表着医院的形象。作为导诊护士,更应打破传统的被动服务模式,做到主动、热情、及时、准确、耐心地帮助患者解决问题。导诊护士日常工作的主要内容包括导诊、咨询、介绍医院环境、解答疑问、引导路线、观察一些突发应急情况、维持门诊秩序等。得体的问候和温暖的微笑,是导诊护士的基本工作态度,是护士与患者及其亲属有效沟通的前提;恰当的引导,使患者合理快速就医,更能体现导诊护士的基本业务能力。"导诊"看似一件比较轻松的工作,但要成为一名优秀的门诊导诊护士却并不容易,不但要懂得一定的沟通技巧,掌握广泛的专业知识,更重要的是保持良好的礼仪形象。在具体的工作中,要始终把礼貌待人、以礼服人作为工作的主旨,要想患者之所想,急患者之所急,全心全意地投入工作中,力求把导诊工作做到精益求精。这样,才能真正为患者解决实际问题,更好地改善护患关系,为患者提供优质的护理服务,满足不同层次人群的需要。

一、塑造良好的职业形象

一个人的外在形象,重点体现在着装、妆容、举止、语言交流效果上。导诊护士的着装应整洁大方得体,姿态端庄,淡妆上岗,不戴首饰,佩戴工作牌,体现护士健康阳光的精神面貌。与患者接触时,表情真诚,由衷地表达出对患者的关爱之情;语言礼貌规范,语气和蔼、亲切,语音清晰,声调柔和、悦耳,针对不同的对象使用相应的称谓,有利于护患关系融洽,更能彰显医院管理水平。导诊护士举止大方、面带微笑、接待热情、耐心解答,让患者在接受医院服务和治疗的第一个环节中,在进入医院的第一站就得到良好的接待,从而消除陌生感、增加信任感、减轻心理压力(图 4-1)。

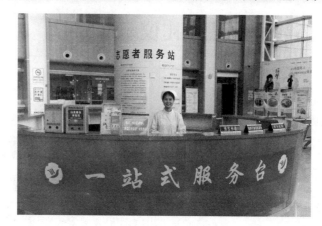

图 4-1　门诊一站式导诊台

二、熟悉门诊业务

　　高效解决患者的问题,是导诊护士服务于患者的最终目的。其前提是导诊护士必须要熟悉门诊业务,如就医流程、门诊各科室分布、专家特色、设备优势、自助打印报告单及自动挂号机的使用、辅助检查等。掌握导诊服务规范,加强业务学习,包括学习导诊工作内容、语言技巧、护理心理学等,不断提高业务水平。

三、热情接待,主动介绍

　　对于大多数患者而言,医院是一个陌生的环境。他们希望与护士交流,了解医院的环境,了解医院的医疗现状,了解将为自己诊治的医生以及自己所关心的其他问题。导诊护士应懂得患者的心情,理解患者的心理。在患者来到门诊大厅,距离患者2 m 左右时,导诊护士主动迎上前去,询问是否需要帮助,认真倾听患者的主诉,使患者感到在陌生的医院里,自己是受到欢迎和重视的人。同时主动向患者介绍医院以及与其相关的专科特色,介绍出诊专家的诊疗特长、医院的就诊程序等,以消除患者的心理焦虑,稳定患者情绪。

四、正确判断病情的缓急

　　导诊护士之所以区别于其他的服务行业人员,在于导诊护士具有较丰富的临床经验和系统的医学理论知识,反应敏捷,处事果断,熟悉医疗诊断;并且善于倾听患者主诉、观察症状及典型体征,判断病情的轻重缓急,使患者分流有条不紊地进行,让患者在最短的时间内接受正确的诊断和治疗,并尽量减轻他们的痛苦,避免延误、加重病情,造成患者不必要的损失。

五、保持冷静，正确应对突发事件

导诊护士要保持良好、冷静的心态,要一切以患者为中心,增强心理素质,提高应急能力。对前来投诉的就诊患者安抚其情绪,耐心倾听诉说,待其平静后再做婉言解释,必要时请相关部门协助解决。对突发事件能够做出迅速判断,正确处理。如:当发现有患者乘坐扶梯时,存在摔倒的危险,导诊护士应立即上前关闭电梯电源,扶住患者,避免事故的发生。

六、工作细致、服务周到

患者从挂号开始到就诊、取药、做各种检查,可能需要经过几个不同的环节和不同的位置,往往需要护士的指导和帮助。导诊护士应该耐心和详细地说明行走的路线和方向。在特殊情况的时候,护士可以在工作允许的前提下,带领患者走一段路程。引领时站在患者的左前方 1 m 左右,遇到拐弯、台阶、照明不佳、上下楼梯、地面光滑时,应减慢步速并提醒患者注意,必要时给予适当扶助。对年老体弱、行动不便的患者,要主动、热情地给予扶持或提供轮椅服务;对病情较重的患者,应酌情简化程序给予关照,如主动协助患者挂号并护送患者到诊室,必要时协调轮椅或平车护送;或主动向其他待诊患者解释,征得理解和同意后,协助患者提前就诊或做相关检查;患者因病情需要做辅助检查时,应帮助预约,并告知辅诊科室地点以及辅助检查的注意事项。

第四节 门诊候诊台护士礼仪

门诊候诊区是患者等候就诊的主要场所,患者集中、流动量大、诊疗时间短、应急变化多。门诊候诊台护士要做到以患者为中心,以周到、细致、贴心的护理服务,为患者营造温馨、有序的就诊环境。

一、配合接诊医生，分诊工作细致周到

门诊患者多,人员流动性大,门诊医生和护士在为患者服务时,相互尊重,相互支

49

第四节 门诊候诊台护士礼仪

持,明确各自承担的责任和义务,密切配合。护士合理安排就诊,提高分诊准确率,让医生看病更有针对性,让患者就诊更方便快捷、及时准确。对于分诊不明确的患者,预先与有关医生协调沟通,请医生协作解决。患者对医生开出的某项检查、化验有疑问时,护士要耐心细致地讲解有关检查、化验的目的、方法和注意事项,告知患者应配合,使患者消除顾虑和不安,理解并接受。

二、营造良好的诊室环境

护士在开诊前准备好诊疗过程中所需的各种器械、用物等,检查诊室环境,保证器械、用物完好,诊室环境安全。诊疗结束后及时整理物品,检查、关闭门窗及电源,防止意外事故发生。维持良好的就诊秩序和诊室环境,保持诊室环境卫生,保护患者隐私,做到一医一患,为医生和患者提供安静、有序、安全、整洁的诊疗环境。患者的初诊和复诊病案分开整理,收集整理患者的各项化验单、检查报告单。根据患者的病情测量生命体征,必要时护士应协助医生进行诊查工作,协助医生落实高危患者的转诊、转运,保证患者安全。

三、维持就诊秩序

开诊前护士要维持候诊和就诊秩序,检查叫号系统是否完好,准备好各类诊疗物品,保证门诊候诊台工作顺利开展。保证环境安静整洁,可适当摆放绿植,根据需要放置宣传版画。设定适宜的温度、湿度,保持空气清新、充足的光线,为患者创造舒适、整洁、温馨的候诊环境,为患者及家属带来美的享受,同时也有助于消除患者候诊的焦躁情绪。

开诊后护士按照患者挂号的先后顺序安排就诊的同时,还需认真、敏锐地观察候诊患者的病情变化,科学调整就诊流程。对特殊情况要主动给予处理,如高热、剧痛、呼吸困难等患者应安排提前就诊或转入急诊科处理,对于年老体弱的患者可适当协调安排提前就诊;如候诊的患者病情突然发生变化,护士应沉着冷静,忙而不乱,给予准确的判断和及时的处理,为患者赢得救治的关键时间,并配合医生做好抢救工作。

四、开展健康教育

健康教育是护理工作的重要组成部分,护士应在了解患者的生理、心理及社会状况后,选择适宜的时间及健康教育内容,采用患者能接受的方法进行健康教育,使每个人都自觉养成良好的、有利于健康的生活方式,从而达到最佳的健康状态。

(一) 利用患者候诊的时间进行集体宣教

结合本门诊特点及常见病、多发病进行健康宣教。宣教的内容包括:门诊环境,护理人员信息,出诊医生情况,介绍常见疾病发生、发展、治疗、转归以及预防疾病发生所采取的干预措施,并指导其采取健康有效的生活方式,介绍医学进展及新技术的应用等内容。使患者在候诊期间既可接受卫生保健知识,又可减少候诊过程中的焦虑、紧张、烦躁心理,保持心情愉快,主动配合医生诊治(图4-2)。

(二) 利用患者就诊后、离院前进行个别指导

个别指导针对性强,可以给予个人更多的关注。对于就诊后患者,护士可结合具体病情及医嘱对其进行个别宣教。内容包括:疾病发生的原因、治疗方法、并发症的预防、各项检查化验的配合方法及注意事项等,使患者心中有数,积极配合治疗。患者诊治结束离院前,护士应向患者及家属交代休息、功能锻炼的方法、饮食、用药、定期复查的注意事项。必要时可提供有关疾病健康教育的手册,便于患者及家属掌握相关的护理知识和要求,解除患者的后顾之忧,增进患者康复的信心(图4-3)。

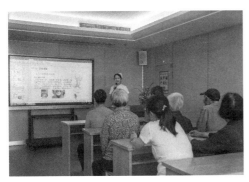

图4-2　集体宣教

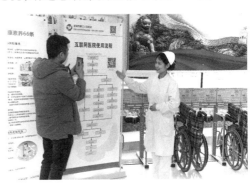

图4-3　个别指导

(三) 门诊健康教育方法的选择

健康教育的方法主要有口头讲解、图文宣传、视听材料播放等。

1. 口头讲解　最基本、最主要的教育方法,此方法可分为三种形式:主动、被动和沟通。主动形式指护士根据标准教育的内容主动向患者宣传;被动形式是患者提出问题,护士应进行针对性地解释;沟通是指护士与患者在交谈中涉及健康教育的内容。

2. 图文宣传　采取宣传栏、宣传卡片、图文相册等书面形式,将教育内容交给患者自己阅读,此方法适合于有一定文化程度的患者。

3. 视听材料　利用电视、录像、投影及广播等进行健康教育,适合于宣传带有共

性的健康教育内容。

教育方法的选择应根据患者的年龄、文化程度、职业特点、信念和价值观以及护理人员的业务水平和医院具备的资源条件等因素综合考虑后决定。在教育形式上，可灵活开展个人指导、集体讲授和患者座谈会等，向患者宣传防病治病的基本知识，提高人群的健康保健意识，以达到预期效果为目的。

课后讨论

小赵护士刚调到门诊做导诊工作。上午，一位老年患者到一站式门诊服务台问小赵护士："护士,血液科门诊怎么走?"小赵护士答道："对不起,我不知道。左边都是内科门诊,您去那里问问!"请大家讨论小赵护士的回答对吗? 如果你是门诊导医护士,你应该怎么做?

（徐艳斐）

视频:门诊
护士礼仪

随堂测试

第四章 门诊护士——「来的都是患者」

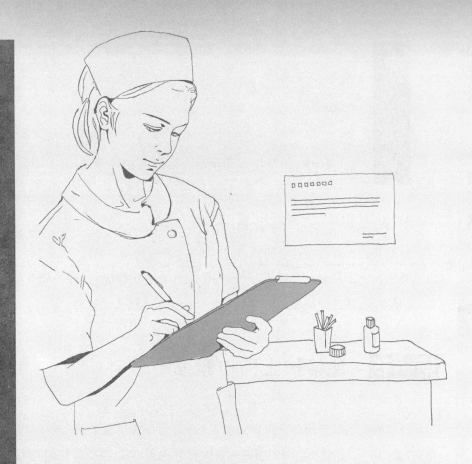

第五章　急诊护士——"时间就是生命"

学习目标

1. 掌握急诊护士抢救礼仪。

2. 熟悉急诊护士接诊礼仪。

3. 了解急诊护士岗位素质,急诊患者的心理状态。

4. 理解"时间就是生命",在急诊接诊、抢救护理工作中,以救死扶伤、实行人道主义的职业责任感,争分夺秒,全力救治患者。

PPT 课件

思维导图

预习任务

MOOC 预览护理礼仪与人际沟通在线课程:第 4 周课程。

急诊科是医院面向社会的窗口,作为一个特殊的服务行业,关系到人们的生命健康。急诊护士不仅要有广博的医学知识、娴熟的操作技能、良好的职业素养,爱岗敬业,无私奉献,在急诊护理岗位上履行救死扶伤的人道主义精神。

第一节　急诊护士岗位素质

急诊科是医院诊治急症患者的场所,是抢救患者生命的第一线。急诊科工作突出在"急"字上,对危及生命的患者和突发意外灾害事件,需立即组织人力、物力,按照急救程序进行抢救。由于急诊科有着危重患者多、病情急、周转快、时间性强、护理工作范围广、任务繁重而复杂等特点,从而要求急诊科护士具有良好的职业素质、严格的时间观念、高度的责任心、娴熟的抢救技术,做到高质量、高效能、安全、准确、及时地抢救患者。

一、高尚的医德

急诊患者是随时可能发生生命危险的特殊个体或群体。当生命垂危的患者被推进急诊室时,患者和家属紧张、焦虑的心情交织在一起,他们所有的希望都寄托在医务人员身上。一名合格的急诊护士,要始终具有救死扶伤,实行人道主义的职业责任感,一切从患者出发,急患者之所急,想患者之所想,视患者为亲人,解除患者痛苦,尽量满足患者合理需求;应当具备高尚的职业道德,针对患者不同的心理状况和病情,采取适当的接待方法和救治措施,为患者的进一步治疗争取时间。

二、良好的身体素质

急诊护理工作烦琐多样,节奏紧张,工作量大,而且护理质量要求较高。因此要求急诊护士要有健康的体魄,能耐受紧张抢救工作的压力。同时,急诊护士应开朗稳重、自信自爱、自尊自强,有坚强的意志和聪明智慧,处事从容不迫,应对自如。在工作中善于思考、分析问题,从复杂多变的状态中做出快速、准确的判断,妥善处理各种问题,用最短的时间制订出最佳抢救护理方案。

三、稳定的心理素质

急诊室应对的患者差异很大,病因各有不同,在紧张繁忙的急救护理工作中,护士必须具备敏锐的观察力和灵活应变的能力,并有一定的批判性思维能力,在抢救过程中,养成沉着冷静、敏捷果断的工作作风,形成稳定的心理素质,能够做到遇事不慌、果断迅速、从容不迫地开展工作。

四、精湛的护理技术

急诊护士技术水平的高低不仅反映着医院的整体医疗水平,而且直接关系到患者的生命,对疾病转归起着至关重要的作用。作为一名急诊护士,要有扎实的业务基础和丰富的临床工作经验,具备各科综合的急救医学知识和各项急救操作能力,熟悉抢救药品的应用,掌握抢救仪器及监护仪器设备的性能与使用方法,能够判断分析常用的监测数据,从而及时、准确、迅速地完成各项抢救任务,以应对复杂多变的急诊救护工作。

第二节 急诊患者的心理状态

急诊患者的特点大多数是起病急、病情重、病情变化快、随时可能出现生命危险、需要及时抢救处理。患者或陪送人员多因病情重、医院环境陌生而心烦意乱,承受着较大的心理压力。尽快了解患者的心理状况和病情信息,掌握急诊患者的心理状态,减轻患者身心痛苦,缓解矛盾,对更有效地开展急救护理工作、提高抢救成功率、减少护患纠纷具有十分重要的意义。急诊患者的心理状态主要有以下几个方面。

一、没有心理准备

急诊患者是随时可能出现生命危险的特殊个体,往往由于患者起病急、病情重、发展快,患者及其家属对突如其来的状况缺乏足够的心理准备,对即将发生的事情无法预知和控制,感到自己软弱和无助。

二、紧张、恐惧、焦虑

急诊患者多见于意外事故、突发疾病或慢性病急性发作,如车祸、火灾、溺水、急性心肌梗死、急性脑血管意外等。患者发病急、病情重、病情变化快,病势凶险,患者和家属缺乏思想准备,对疾病的预后不明确,患者随时处于死亡的威胁中,往往会产生紧张、恐惧、焦虑的心理和强烈的求生欲望。由于患者对医疗知识了解较少,因而对疾病的预后及其对健康的危害缺乏足够的认识,同时需忍受强烈的疼痛等不适,这些都易导致患者对预后的悲观及对死亡的恐惧。

三、极度的痛苦、濒死感

无论是意外事故还是突发疾病,对机体组织的损伤都不可避免。伤口疼痛和器官病变可直接引起患者痛苦,除了影响患者休息、睡眠和饮食外,还影响一些器官的正常生理功能,使患者感到不适。由于某些身体功能突然完全丧失,或者所患疾病突然恶化,患者常常产生濒死感及悲哀、绝望等不良情绪。在事故、火灾等突发事件中,受伤者多因事件突然、创伤严重、肢体出现残缺等情况,感到随时可能威胁到生命的安全,因而心理处于极度恐慌、痛苦的状态。

四、情绪易激怒

由于起病急、病情危重、发病迅速,患者迫切希望得到明确的诊断、得到最及时、最佳的抢救与治疗,以结束疾病的痛苦,因而对医务人员期望值非常高,患者容易心情急躁、缺乏理性;有的急诊患者由于疾病突发而难以接受现实,焦虑、惶恐、易怒,甚至因疼痛而哭泣、吵闹,或者因意外伤害或伤残而悔恨、懊恼,情绪起伏较大,呈焦虑抑郁兼具状态,易有绝望、轻生等行为。同时,由于患者病情危、急、重,自控能力下降,就诊时稍有不慎,就会产生怨言,甚至出现过激行为,表现为不与医护人员合作、拒绝各种治疗和护理、自行拔除各种导管,或者大吵大闹等。

五、情感幼稚、返童现象和依赖心理

突然的伤病使患者和家属对现状无所适从,造成患者行为退化、情感幼稚,患者的自我应对能力下降,使其出现心理应激障碍,导致心理异常,如患者因疼痛而呻吟,甚至大声哭闹或有攻击行为等返童现象。无论是瞬间袭来的恶性事故,还是疾病的突然恶化,都会使患者产生消极、悲观的情绪,并且将生还的希望全部寄托于医护人员,产生强烈的依赖心理。

第三节　急诊护士接诊礼仪

情景导入

　　晚 11：40,急诊室外突然响起了救护车驶来的声音,一个浑身是血的重伤患者随即被抬下急救车,原来是解放路上刚发生了一起交通事故。正当医护人员紧张地抢救时,伤者的父母匆匆赶来,情绪异常激动,哭喊着冲进抢救室。

　　工作任务:

　　1. 请接诊并配合抢救危重伤员。

　　2. 请做好家属的安抚工作,保障抢救工作的顺利进行。

　　急诊科是医院面向社会的窗口,快速准确地接诊是急诊护理工作的首要环节。一般急诊患者可按照排序进入各专科候诊,对急危重症患者应根据病情迅速安排进入绿色通道及时就诊;如果由"120"救护车等运输工具送来的急诊患者,应主动到急诊室门口接应,并与护送人员一起将患者搬运到合适的诊室抢救。在接诊的护理工作中,要遵循以下礼仪规范。

一、主动迎接,迅速分诊

　　急诊患者病情变化急骤、来势凶险、时间紧迫,所以一切护理工作应突出一个"急"字,在工作中要分秒必争、迅速采取急救措施,树立"时间就是生命"的急救观念。

　　面对突然来院的危、急、重症患者及家属,急诊护士应理解其紧张、焦虑的心情,在接诊时应主动迎接,行动敏捷,沉着、冷静,处变不惊,忙而不乱。接诊应由综合素质高的护士担任,应具有丰富的临床经验与多专科护理知识,对各种急症有鉴别判断能力,对病情的发展有预见性,还应熟悉医学、心理学等综合知识。

　　一般患者到达急诊室后,分诊护士应及时上前观察患者的神志、呼吸、全身情况,尽快向家属询问病因,通过"一问、二看、三检查、四分诊"的工作程序,根据患者主诉、主要症状和体征进行初步评估,迅速判断出病情的严重程度及所属专科,指引患者到相应的专科,确定患者就诊的顺序,使急诊患者得到及时救治。对于病情危急,濒临死亡或需要立即救治的患者要"边问、边查、边抢救、边护送"至抢救室,与抢救室医生及护士交接班后再返回分诊处进行挂号,报告急诊科主任及相关抢救人员到位,协助患者联系家属或单位等。

现代急诊服务除了要做到更快、更有效,还要能更舒适、更人性化。在紧张、高效的接诊工作中,急诊护士也要讲究沟通艺术,注重人文关怀。在患者病情严重或处于危重状态时,护士与患者沟通尽量缩短时间,不增加患者负担。提问以封闭式问题为宜,或更多地使用非语言的方式来沟通。护士应表现出愿意与患者接触、愿意提供帮助,也应关注患者的情感、需求、行为和态度,使患者感到被尊重、被关心和被重视。对意识障碍的患者,护士可以尝试用同样的语调重复一句话,以观察患者的反应;对昏迷患者可以根据具体情况增加刺激,如触摸患者、呼叫患者,以收集有效信息;对重症绝望的患者,护士要耐心疏导,用自己的语言行动去感化患者,理解尊重患者,做好心理护理,消除其心理负担,促进患者早日康复。向患者及家属传递护士珍爱生命、尊重患者、时刻把患者生命安全放在第一位的职业操守及良好医德,处处体现医务人员救死扶伤,实行人道主义的职业责任感。

知识窗

急救绿色通道的相应制度

（1）急救绿色通道的首诊负责制: 由首诊医护人员根据病情决定启动急救绿色通道,通知相关环节,并及时报告科主任和护士长或相关院领导,科主任和护士长应能随叫随到,组织指挥抢救工作。 首诊医护人员在绿色通道急救中要随时在场并做好各环节的交接,在适当的时候由患者家属和陪护人员补办医疗手续。

（2）急救绿色通道记录制度: 进入急救绿色通道的患者应有详细的登记,包括姓名、性别、年龄、就诊时间、住址、陪护人员及联系电话、生命体征情况和初步诊断等。 患者的处方、各项辅助检查申请单、住院单等须加盖"急救绿色通道"标志,保证患者及时抢救,转运通畅。

（3）急救绿色通道转移护送制度: 首诊医护人员在转移急救绿色通道患者前必须电话通知相应科室人员,途中必须由急诊科首诊医护人员陪同,并有能力进行途中抢救,交接时明确注意事项和已发生或可能发生的各种情况。

（4）急救绿色通道备用药品管理制度: 急诊科应备有常规抢救药物,并有专门人员负责保管和清点以保证齐全可用,急救绿色通道的患者可先用药,后付款。

（5）急救绿色通道培训制度: 对全体医生、护士进行急救技术操作规程的全员培训,实行定期培训,合格上岗制度。

二、稳定情绪，陈述利害

急诊患者由于病情危急，病情、伤情复杂，患者及其家属大多没有心理准备，情绪紧张、恐惧、焦虑、不安，他们迫切希望与护士交流，了解所患疾病的基本情况、接诊医生的专业特长、疾病的治疗方案以及预后如何等。急诊护士在做好抢救准备工作的同时，要尊重患者及家属的知情权和选择权，以恰当的语言、合理的表情、严肃认真的态度，及时向患者及家属交代病情的变化情况及治疗方案，稳定患者情绪，取得患者及家属的理解和配合。

有些患者因突发疾病或病情恶化，预后不佳，常常不能接受事实，乱发脾气，不接受治疗和护理；也有许多急诊患者及家属往往认为自己的疾病最严重，要得到优先治疗与护理，对分诊护士安排的轻、重、缓、急的就诊次序不理解，从而出现不满的情绪，如烦躁、生气，甚至发怒等，从而加重病情，影响抢救室工作秩序。对此类情形，护士应给予充分的理解，尽可能保持平和的心态，说明病情的基本情况，晓以利害，安抚患者及家属情绪，从而使患者能得到及时、有效的救治。

在和患者及其家属说明的过程中，护士的语言要简练、有针对性，突出重点；在处理棘手问题时要表现出沉稳冷静、果断有序的工作态度。同时，护士可以应用眼神、表情、触摸等非语言沟通的技巧，传递对患者的关爱，表达对家属的安慰，以稳定患者和家属情绪，使其积极地配合治疗及护理。

三、抓紧时机，果断处理

急诊护士在接诊时，首先要借助视、听、嗅、触等感觉器官及辅助工具，获得急诊患者的客观资料、潜在的危险因素，对主要症状及体征进行快速收集、评估、判断、重点分析并进行分类分科；观察患者主诉的症状表现程度如何，还有哪些症状患者未提及，同时注意观察患者的神志是否清醒，面色有无苍白、发绀等；及时询问患者、家属、朋友或其他知情人，了解发病经过及当前的病情；适当运用诱导问诊的技巧，以获得最有价值的主诉，迅速做好分诊工作并立即通知相应科室医生到场抢救。

对患者的病情有大致的了解后，护士要及时抓住抢救的最佳时机，严格按照抢救程序、操作规程实施抢救措施，分秒必争地做好抢救前的准备工作。在医生到达之前，护士根据病情做出初步判断，果断给予紧急处理，如测量血压、吸氧、吸痰、止血、配血、建立静脉通路、进行人工呼吸、胸外心脏按压等；医生到达后，立即汇报处理情况。在救治过程中方法正确、决策果断、措施得力，充分体现护士处理问题的针对性、积极性、及时性，增强患者对护士的信任与尊重。

四、急不失礼，忙中有节

急诊接诊工作紧张、迅速、争分夺秒,急诊护士在紧张有序的工作中要有礼有节,做到急而不乱、忙中有序。急诊患者心理活动复杂,总伴有一定的紧张和绝望感,如果护士再表现出紧张和慌乱,无疑会加重患者的紧张和恐惧,使患者丧失信心。因此,对急诊患者,要富有同情关爱之心,在接诊时可以询问患者"您好,您哪不舒服""您好,您别着急,请简单谈一下发病的经过""我就在您身边,不要紧张,到了医院,我们都会尽力来帮助您的,您放心"。语言礼貌、行为耐心,态度温和,以缓解患者及家属的紧张情绪,给予患者信念上的支持。

第四节　急诊护士抢救礼仪

情景导入

> 晚 10: 40,一个浑身是血的重伤患者被送进急诊抢救室,你是当晚急诊室值班护士。
> 工作任务:
> 请及时开展抢救工作,并保证抢救过程中有礼有节。

急诊服务的对象是一个特殊的群体,当危重患者来到急诊室时,患者和家属把全部生的希望都寄托在医护人员的身上。急诊护士应针对不同的患者给予及时、快捷、有效的急救,尽快为抢救工作铺设绿色通道。

在急诊护理工作的全过程中,护士是抢救工作的纽带和骨干,对患者的生死存亡起着举足轻重的作用。要求在急诊科工作的护士首先要明确急诊科工作特点与工作流程,这样才能做到心中有数、工作有序;其次也要明确急诊抢救的礼仪规范,为急诊患者提供安全、及时、高效、优质的护理服务。

一、做好抢救前的准备工作

只有在急救前做好充分的准备,才能在抢救时忙而不乱。做好充分的准备工作有利于抢救工作顺利有序地开展,在最短的时间里最高效地防止维持生命的主要器官受到进一步损害,减少并发症的发生。

急诊护士首先要做好自身思想准备,应具有良好的医德和献身精神,严格遵守各

视频:急诊护士接诊礼仪

项规章制度,必须坚守岗位,不得擅离职守,遇有特殊情况立即通知上级领导及相关科室,组织与协调人员积极进行抢救,真正做到人在其位,各尽其责。

备好各种急救药品和抢救设备是挽救患者生命的关键。急诊科所有的抢救仪器设备、药品要时刻保持性能良好、齐全,有固定的存放位置,处于备用状态,要严格执行交接班制度,不准随意外借挪用,并应定时检查维修和及时领取补充药品(图5-1)。急诊护士要按照各自的岗位职责做好各种抢救器械、设备、物品、药品的准备工作,做到备用齐全,性能良好;熟悉各项抢救物品的性能,熟练掌握各种抢救器械的使用技术,并能排除一般性故障。如发现急救设备存在任何故障,要及时报告设备科进行维修,保证设备的有效使用,使抢救药品、物品、器材均处于完备状态,随时准备迎接急诊患者。

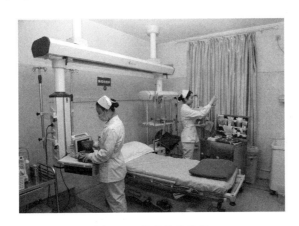

图 5-1　抢救前的准备

知识窗

抢救室设备

（1）一般物品：血压计、听诊器、张口器、压舌板、舌钳、手电筒、止血带、输液架、氧气管、吸痰管、胃管等。

（2）无菌物品及无菌急救包：各种注射器、各种型号针头、输液器、输血器、静脉切开包、气管插管包、气管切开包、开胸包、导尿包、各种穿刺包、无菌手套及各种无菌敷料等。

（3）抢救器械：中心供氧系统或氧气筒、电动吸引器、心电监护仪、电除颤器、心脏起搏器、呼吸机、超声波诊断仪、自动洗胃机等,有条件可备移动式（手提）X线机、手术床、多功能抢救床。

（4）抢救药品：主要包括中枢神经兴奋药、升压药、降压药、强心剂、抗心律失常药、血管扩张药、止血药、止痛镇静药、解毒药、抗过敏药、抗惊厥药、脱水利尿药,以及纠正水、电解质紊乱和调整酸碱平衡失调的药物等。

（5）通信设备：自动传呼系统、电话、对讲机等。

二、配合医生及时救护，尽职尽责

　　抢救过程中医护人员协调一致、积极有效地配合，不仅可以赢得宝贵的抢救时间，更为重要的是还可提高危重患者急救的成功率，降低伤残率和死亡率。"时间就是生命"，急诊护士应有严格的时间观念，接诊患者后，要立即通知医生，开始抢救。

　　急诊抢救过程中，护士要与医生紧密协作，密切配合，以保证抢救的成功率。在抢救患者的紧急情况下，医生下达口头医嘱，要求护士严格按照"三清一复核"的用药原则进行操作，即听清、问清、看清，药物的名称、剂量、浓度要与医生复核，切忌出现用药差错。对用完的空瓶暂时保留以便核对。待患者病情平稳后，请医生将医嘱记录在医嘱单上，作为急救患者的治疗记录，医生、护士均要签全名。在救治过程中，每一项工作都要准确记录时间、病情变化、用药反应等。在配合医生抢救的过程中，急诊护士要能熟练使用抢救仪器设备，具有过硬的护理操作技能，特别是穿刺技术要熟练，并有良好的心理素质，做到尽职尽责、紧张有序、稳重大方。

　　另外，急诊急救是一项需要多科室紧密配合完成的工作，这些工作经常要一环扣一环，在涉及各科室合作救护时，护士应团结互助，注重同事间及时沟通，互相理解、互相尊重，不要因言语过激、行为不慎而伤害同事间的感情，造成矛盾，影响对患者的抢救工作。护士在抢救工作中做到彬彬有礼、善待同事、虚心好学、业务过硬，必然会赢得医生的信任与尊重，大大提高抢救的效率（图5-2）。

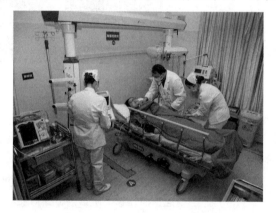

图5-2　急诊护士配合抢救

三、尊重患者的权利，体贴入微

　　随着社会的发展，国家法律、法规的健全，患者的法律观念日益增强，对医疗服务质量、护理安全要求不断提高。护理工作稍有疏忽，就会造成患者的不满和投诉，甚至发生医疗纠纷。因此，急诊护理工作要严格遵守操作规程，尊重患者各项权利，增强法律、法规意识，依法执业，重要的检查、治疗和危重病情交代，不仅要有书面记录，还要有患者或家属的签字。

　　在整个抢救过程中，急诊医护人员要争分夺秒、严肃认真，不谈论与抢救无关的话题；护士在做暴露性操作时，注意保护患者的隐私，并给予必要的遮挡，对患者关怀周到、体贴入微;向患者交代病情要准确,特别是向危重患者询问病情时,既要考虑到患者的知情权,又要顾及患者的接受能力,避免产生不良影响。

四、及时给予患者和家属心理疏导

急危重症患者在意识清醒的情况下,心理复杂,承受压力大,常伴有恐惧、紧张心理,甚至出现濒临死亡的痛苦感受。急诊护士在实施抢救的同时,注意随时观察患者的心理变化,及时给予心理干预,尊重和理解患者,让患者倾诉苦衷,解除紧张、焦虑情绪,使患者从烦躁易怒、消极沉闷、悲伤痛苦中解脱出来,积极配合治疗,避免不良心理影响患者康复。要针对具体情况,做好患者的心理疏导工作,用体贴、礼貌、关心的话语缓解患者紧张、恐惧的心理,及时向患者解释和说明必要的治疗和护理,以及治疗处置后的效果,鼓励患者在救护过程中所表现出的合作和坚强,使其对疾病的转归充满信心(图5-3)。

同时,也要注意对家属的心理安抚,重视患者家属的心理需求,给予其适当的安慰和必要的心理疏导,尽可能地向家属介绍患者的情况,使其充分理解并积极配合抢救工作,确保抢救工作顺利进行(图5-4)。

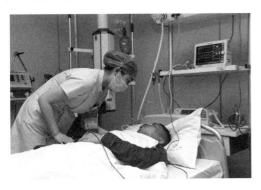
图5-3　安抚患者情绪

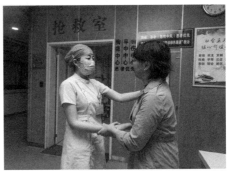
图5-4　对急诊患者家属提供心理疏导

视频:急诊护士抢救礼仪

随堂测试

课后讨论

急诊室来了一位急性胰腺炎的患者。患者抬进抢救室时面色苍白,大汗淋漓,非常痛苦。此时,急诊护士小张面带微笑地对患者家属说:"请不要着急,我马上通知值班医生为患者做检查。"说完不慌不忙地走了出去。请分析小张护士接诊急诊患者时的不妥之处。假如你是急诊值班护士,你应该如何接诊患者?

(李　莉)

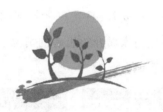

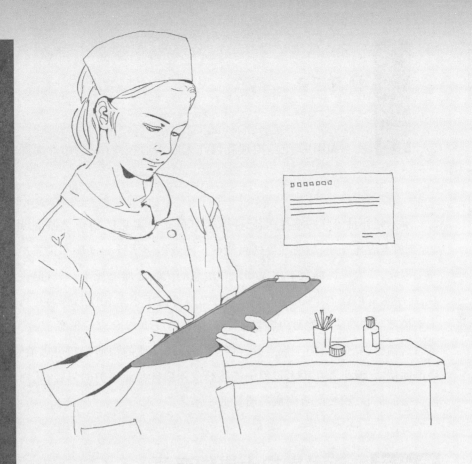

第六章 手术室护士——"无影灯下的温暖"

学习目标

1. 掌握手术室术前访视礼仪,术中护理礼仪,麻醉后复苏护理礼仪。

2. 熟悉术前心理疏导内容。

3. 了解手术室护士的岗位素质。

4. 敬佑生命,关爱患者,给手术患者送去温暖和关怀。

PPT 课件

思维导图

MOOC 预览护理礼仪与人际沟通在线课程:第 5 周课程。

手术是外科治疗的重要手段,手术和麻醉难以避免的创伤会加重患者的生理紊乱,增加术后并发症、后遗症等的可能性。随着医学学科的发展和优质护理工作的进一步深化,广大人民群众对健康知识和信息的获取更加便捷丰富,对健康认知逐步提高,对手术室护理工作提出了更高的要求,良好的手术室礼仪与沟通是贯穿于整个手术室护理工作的一项重要内容。手术室护士要以更加专业的形象服务于患者,给患者以信赖感、安全感;护士恰当的言谈举止、规范专业的沟通技巧可以消除患者紧张、恐惧的情绪,使患者在手术过程中能够感受到来自专业呵护的温暖,从而增强患者战胜疾病的信心,积极配合完成高质量的手术。

第一节 手术室护士岗位素质

手术室的护理人员应该具备良好的职业礼仪修养,为患者提供优质专业的护理服务,以最佳的精神面貌和温暖有礼的形象投身于工作中。

一、仪表端庄得体

手术室的环境相对封闭单调,可利用色彩的心理效应,选用淡蓝色、绿色、紫色等颜色护士服,佩戴各种花色帽子,增加温馨感,减轻患者的紧张情绪。护士应穿戴规范、整洁,举止稳重、步履轻捷无声、面对患者热情有礼,富有亲和力,从而增进患者的信任感,建立良好的护患关系。

二、语言亲和友善

在护患沟通中护理人员语调应平和适中,注意礼貌用语,多用尊称,如"请""谢谢"等词汇。应具共情能力,设身处地感受手术患者的紧张、焦虑、恐惧的心理,真诚地安慰和呵护患者。根据患者不同的社会文化背景,选择合适的沟通交流方式,用通俗易懂的语言解释,帮助患者了解手术的有关信息。沟通时言语要得体,态度要谨慎,以真诚为前提,真实准确地传递信息内容,恰如其分地表达,给手术患者送去温暖和支持。

三、专业精湛规范

随着医学专科手术飞速的发展,新技术、新设备的不断更新开展,高精尖的手术越来越多,手术室的护士要不断提升专科护理能力,满足不同层次手术配合的需求,能够密切配合医生进行手术的相关护理操作,操作干练规范、流畅有条理,遇事忙而不乱。医护间的默契配合,也会很大程度提高患者的安全感,增强患者康复的信心。

四、情感平等尊重

首先护士应该树立疾病面前人人平等的理念,无论从事何种职业的患者,在医院里都是平等的,无高低贵贱之分,只有生命同等之重,护士都应给予同样的照护。手术室护士应充分尊重患者的隐私权,不随意谈论与患者疾病无关的隐私,在进行护理操作时注意保护好患者的隐私,不能向非责任医护人员透露患者的隐私,不嘲笑患者的生理缺陷。对于手术可能出现的相关风险要向患者做好详细的解释,告知手术的严谨性和对手术风险所做的防范措施,引导患者尽可能理解并调整好心态,积极配合手术。

第二节 术前访视礼仪

情景导入

患者李女士,65岁,将于明日上午行直肠癌手术,患者文化程度较低,入院后情绪低落,认为手术是九死一生的选择,治疗无望顾虑重重,经常一个人偷偷哭泣。

工作任务:

请在术前访视时帮助李女士正确认知手术的必要性,解除顾虑,积极配合手术治疗,并树立战胜疾病的信心。

手术对于患者来说是一个比较特殊而且重大的治疗手段,手术无论大小对患者而言都是人生少有的一次遭遇,存在着一定的不可预测性,对手术治疗不能完全地了解和掌握,使得他们的紧张、焦虑和恐惧往往在术前一两天可能达到极致,这种情况下会影响患者的身心均可产生不同程度的变化,严重者甚至影响手术的正常开展或者引起比较严重的并发症。手术室护士提前干预,开展术前访视,让患者及其亲属了解手术治疗目的、手术的基本情况、围手术期注意事项、手术室环境等,一方面,可在一定程度上缓解患者的心理压力,减轻手术治疗给其带来的思想顾虑和恐惧,指导患者主动配合麻醉和手术等;另一方面,患者了解术前准备的目的,术中配合的要点,有利于提高患者的配合度,使手术顺利开展。

一、访视前准备

1. 手术室护士接到手术通知单后,应仔细阅读病历,了解患者的年龄、职业、文化程度、疾病的种类、检查结果、既往病史、过敏史等,及时与管床医护人员、主管麻醉医师进行交流手术方式、麻醉方式等一般情况。

2. 访视时间为手术前一天下午。访视前应先与病房联系,尽量错开患者的进食、休息和治疗时间。

3. 护士术前访视患者前,需着装规范、仪表整洁、端庄,携术前访视单至患者病房,确认患者(图6-1)。

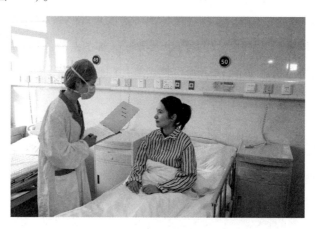

图 6-1　术前访视

二、访视方法与内容

1. 护士探访患者时,应先做自我介绍、问候患者,再说明访视的目的,取得患者及家属的理解与配合。

2. 向患者介绍拟行手术的名称和简要的手术方式,根据患者的年龄、文化背景,结合其病情,利用图片、视频、宣传册等多种宣教方式,告知从进入手术室到离开手术室的大体过程,其中包括入室时间、手术大致所需时间,移送情况、麻醉诱导方式、手术体位和可能出现的不适等情况。

3. 评估患者的心理及社会支持情况,在沟通中注意观察患者言行,鼓励患者表达内心感受,询问患者的不安和担心的事情,根据具体问题给予正确的护理。

4. 介绍手术注意事项,告知手术患者禁饮、禁食时间,告知义齿及首饰应摘除,不能带入手术室,若患者为女性经期应提前告知等。

5. 根据手术方式和手术部位,检查患者的备皮情况,告知患者术前备皮的目的和重要性。

6. 向患者说明术前准备的必要性,如术前一天沐浴更衣、术前输液等,为术后减少感染和并发症等做好宣传工作。

三、术前访视礼仪

(一)良好的第一印象

护士举止端庄、步态轻盈行至患者床旁,态度和蔼、语气温和向患者及家属问候并做自我介绍,让患者第一时间消除对手术室护士的陌生感,用体贴、温馨的语言取得患者的信任,说明访问的目的,征得患者的同意和配合。例如自我介绍:"您好!请问您叫什么名字?我是手术室护士王××,您可以叫我小王。明天的手术将由我全程陪伴您,今天我来主要是了解您的基本情况,跟您说一说手术的一些注意事项,如果您有任何疑问都可以提出来。"

(二)全面的访视内容

与患者会面的同时,对其一般状态进行观察,要对患者进行评估是否存在听力、语言等感知障碍。根据患者不同的社会文化背景采取不同的交谈方式,通俗易懂地介绍手术的必要性、安全性及手术的注意事项,涉及患者安全和医患纠纷的内容要详细列出,重点阐述。说明手术服装与病房服装的不同,从进入手术室到离开手术室的大致过程,手术时的体位;同时做好健康宣传教育,通过文字、图片、视频等方式向患者详细讲解手术室中的环境、手术过程、手术方法、手术中需要注意的事项等。

(三)恰当的沟通技巧

与患者交谈时,应自然平视患者,以亲切的微笑、用通俗的语言缓慢与其交谈。给予患者表达内心感受的时间,鼓励患者说出自己的顾虑,耐心解答患者的疑问,将正确的观点传递给患者。掌握患者的心理动态,对患者的倾诉进行适当的引导,运用鼓励性的语言,缓解患者的不良情绪。例如"目前您这种手术已经非常成熟了,只要您保持良好的心态,积极配合好医生的治疗,手术会很顺利!""您不必担忧,手术中有任何问题,我们医护人员都会在您的身边帮您解决的!"

（四）严谨的访视态度

护士在访视患者时诚恳认真,不探听患者与疾病手术无关的隐私。获得患者真实情况后,应准确客观地填写访视记录,确保记录的真实性。对不清楚或不知道的不要含糊回答,询问上级或者医生后再给予答复。护士应根据不同的患者,不同的交流氛围,适时地应用一些倾听、交谈、沉默的沟通方式,对年幼患者可适当应用触摸等沟通技巧。

（五）周到、贴心的心理疏导

手术前很多患者由于对手术方法和操作流程不了解,害怕疼痛与死亡,担心手术是否会出现意外,手术效果不佳等,精神过度紧张,极易产生忧郁、焦虑和恐惧的心理。有些患者对手术风险预估得太过严重,担心手术失败,尤其是急诊和肿瘤类患者,对手术往往存在恐惧、焦虑、抑郁、绝望和逃避等情绪,情绪波动严重时会引起生命体征的改变,如心慌、血压升高、出汗、入睡困难等,从而影响手术正常进行或增加手术的不安全因素。

护理人员应给予患者及其家属积极有效的沟通,正确引导患者树立对手术的正确认识。护理人员在术前探访时为患者举一些手术成功的案例,用深入浅出的语言分析手术的重要性和安全性,耐心倾听患者的意见和要求,引导患者讲出其深层次的顾虑,从而能够给予针对性的心理疏导,提升患者的治疗依从性,增加患者对手术治疗的信心,减少患者不必要的担心。为了缓解患者术前的不安和恐惧心理,在条件允许的情况下,护士可指导患者进行腹式呼吸放松训练或听音乐、阅读等方式分散注意力;并请手术成功的患者介绍自己的经验,相互开展心理支持,安抚患者的情绪,让患者尽量保持轻松的心态进入手术室手术。

及时有效的术前心理疏导可以增强患者对手术的心理应对能力,使其具有良好的心理状态,有利于手术的顺利开展,促进患者术后的身心康复,减少并发症的发生率。

（六）详细的护理方案

通过术前访问,收集资料,掌握患者的情况,巡回护士根据所获得的患者资料,回到手术室后与本次的器械护士和护理小组共同讨论,共同制定术中护理方案。

四、访视注意事项

1. 访视应避开患者治疗和进食时间,访视时间一般为 10~15 min,不宜过长,以不引起患者紧张感和疲劳感为宜。

2. 与患者交谈时,应正视患者,采用通俗易懂的语言和患者交流,尽量少用医学术语,避免强制、教育的态度。

3. 访视时,对不清楚的事情不可含糊地回答患者,避免表述出引起患者不安的话语,以免患者对护士产生不信任感,加重其心理负担。

视频:术前访视礼仪

第三节 术中护理礼仪

一、接手术患者礼仪

(一) 亲切问候,贴心抚慰

手术室护士应着装整齐,检查好手术室的运送车,依据手术通知单到病区接手术患者。进入病区后与病区护士一同来到患者床旁,以亲切、适当的称谓称呼患者,微笑着问候患者:"××您好,昨晚休息得好吗? 我是手术室护士××,现在来接您去手术室。手术时我会陪伴在您的身边,您的手术医生很有经验,您就放心好了。"态度温和、语言亲切,安慰鼓励患者、减轻压力,消除患者紧张、恐惧、焦虑等心理问题。

(二) 认真核对,避免差错

手术室护士和病区护士做好详细交接,包括患者姓名、性别、年龄、病案号、诊断、手术名称、手术部位、化验单、药物、医学影像资料等,核对无误并分别在"手术患者身份识别交接记录单"上签名。核对完成后,手术室护士动作轻柔地协助患者平躺于手术转运床,体位安全舒适,盖好棉被;护士位于患者头侧,平稳匀速推动手术转运床,注意避免发生碰撞。护送患者到手术室途中,可以根据患者年龄、性别、文化、职业等谈论一些轻松的话题,缓解患者紧张的情绪。

(三) 热情接待,环境适宜

在患者进入手术室后,手术护士微笑迎接患者,用温柔、亲切的语言仔细核对患者的基本信息,主动为患者介绍手术室内的环境。引导患者在手术台上就位,询问患者感受,注意安全及保暖。

(四) 言行稳重,操作轻柔

接患者过程中,注意动作轻柔,帮助患者整理好衣裤,过床时保护好患者,避免磕碰。用诚恳而温和的言语鼓励安慰患者:"手术一切都会顺利,放心吧! 我们都会在您身边的!"温馨的祝福、诚恳的安慰可以平复患者紧张的情绪,感受到来自医护人员的温暖(图6-2)。

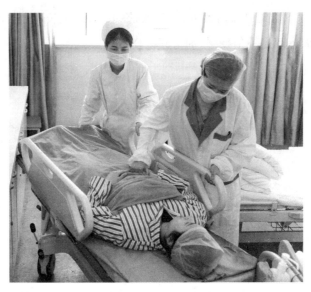

图6-2　接手术患者

二、术前准备礼仪

在手术开始前,护士应用通俗易懂的语言告诉患者进行术前准备操作的必要性,取得患者的理解和配合。建立静脉通路、连接监护仪等操作时,尽量做到动作轻、快、准。同时告诉患者:"您的整个手术过程中我都会在您身边,如果您有什么需要或者不适,请告诉我,我会尽力帮助您的!"从而减轻患者的恐惧,稳定患者情绪,使其在心理上得到安慰,在感情上获得支持,有效提高痛阈,以良好的心理状态积极主动应对手术。

三、术前麻醉礼仪

手术麻醉操作前护士用亲切的语言向患者解释,进行麻醉的必要性及可能会出现哪些不适的感觉。帮助患者调整好体位,告知配合麻醉的注意事项。例如:"您好,下面我们将准备为您进行麻醉,打了麻醉手术就不疼了,请不用紧张! 请保持现在的体位,放轻松配合好麻醉师,先用面罩给您吸氧,就像这样放松呼吸,您做得很好!"全力配合麻醉师,确保麻醉过程顺利。

四、安置手术体位礼仪

（一）安置体位正确

手术护士稳妥协助患者至手术台上,根据麻醉类型协助患者摆放安全、舒适的体位。安置体位前,所有维持体位的支手架、海绵垫等均应做好检查,完好可用,防止造成挫伤皮肤、压迫神经及血管等不必要的损伤和不适。用温和的语言告知患者需要如何配合摆放肢体体位,轻柔地协助患者完成体位安置。特别是老人和儿童,护士应当耐心告知体位摆放到位的必要性。帮患者了解情况放松心情,同时可以帮助患者做一些被动的屈伸等关节活动,来缓解肢体的僵硬,等患者放松后再协助患者安置好手术体位。如需使用约束带固定时,一定要固定在关节活动处,松紧适宜,保持肢体的功能位,注意观察约束部位的皮肤情况。

（二）安置体位安全

安置体位时,注意保护患者的隐私,在不影响手术操作视野的情况下,尽量对患者进行遮盖,减少不必要的暴露,询问患者的温度感受,调节适宜温度,注意保暖。尽量避免直接暴露患者身体(图 6-3)。

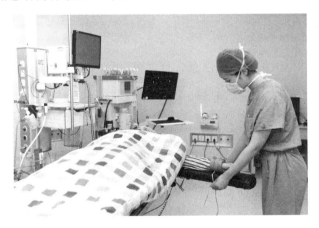

图 6-3 安置手术体位

五、手术过程中礼仪

（一）安静的环境

手术间应安静整洁,可以播放轻柔的背景音乐,缓解紧张的情绪。手术过程中医护人员应严肃认真,避免不必要的交谈,更不能谈笑嬉闹或说与手术无关的事情,以免增加患者不信任感。

（二）严格的核查

认真落实手术安全核查制度,麻醉前、手术开始前手术护士、手术医生、麻醉师三方对患者身份、手术部位、手术方式进行共同核查,能及时发现问题、解决问题,确保手术患者、手术部位、手术方式正确。手术结束缝合前,洗手护士、巡回护士共同唱对器械、纱布、缝针等数目,术前术后包内器械、纱布、缝针数目相符,核对无误后通知手术医生关闭切口,严防异物留于体内。手术结束患者离室前,手术巡回护士、手术医生、麻醉师共同核查患者身份、实际术式、术中用药、确认手术标本、检查皮肤完整性、各类管道、确认患者去向等,三方共同确认后方可离室。严格细致的手术安全核查,最大限度地减少医疗隐患的发生,确保患者安全。

（三）密切的配合

护理人员应提前准备好手术所需的所有物品、器械及设备,以及各种急救所需的物品器械。手术过程中严格遵守无菌操作原则和手术护理操作规范流程,与医生密切协作,熟练配合医生手术操作,尽量满足手术医生的个人习惯所需,如特殊手术器械、手套型号等;当有疑问或与医生意见不一致时,应妥善沟通解决,心态要平和,不可争论,更不可发生口角,以免增加患者的心理负担和手术的安全隐患。

（四）全面的安全感

整个手术过程中医护人员应注意言行谨慎、举止得当,尊重患者人格,维护其隐私权。患者在手术过程中处于高度应激状态下,手术人员在进行各项操作时都要做到稳、准、轻,减少举止行为和器械的碰撞声,以免对患者产生不必要的刺激;严密观察患者生命体征变化,做好应对不良反应的准备;注意各类管道情况,保持输液、引流的通畅。在手术过程中,无论患者处于清醒还是非清醒状态,均要细心观察患者。如在患者清醒的状态下,应主动询问患者的感受,与患者进行适当的交流,安慰患者;多做抚慰性动作,如轻握患者的手等,使其有情感支撑产生安全感。

第四节 麻醉后复苏护理礼仪

一、呼唤患者苏醒

在手术结束后,护士使用纱布轻轻擦拭干净患者皮肤上的血迹和消毒液,帮助患者穿好衣裤,整理好各类管道,注意保护切口;协助患者过床,将患者肢体摆放舒适,盖好被单注意患者裸露肢体的保暖;拉好床栏,防止患者发生坠床意外;如果使用约束带,应注意松紧适宜,位置正确。主动与患者交流,判断神志情况,询问患者有何不适,同时向患者反馈手术完成情况。例如,轻轻抚摸患者的面部,用适当音量称呼:"×××,现在手术已经做完了,手术很顺利!您放心,马上护送您回病房休息,有任何不舒服及时跟我们说,好吗?"通过交流,患者了解到自己的手术很成功,有利于缓解焦虑情绪,有利于生命体征的平稳(图6-4)。

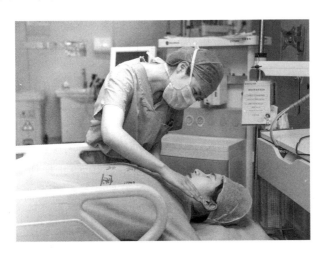

图 6-4　呼唤患者苏醒

二、严密观察生命体征

患者入复苏室期间,麻醉师和护士严密观察患者的全身情况,满足拔管的指征后方可拔管;吸痰拔管动作要轻柔,和患者轻声交流,引导配合操作,减轻不适。拔管后护士加强对患者的生命体征监测,注意观察神志变化,保持呼吸道通畅。复苏后,由于麻醉药作用的消失,疼痛会不断刺激患者,可能会有躁动、呼吸代偿性增加等情况,护士应该主动询问患者感受,及时预判并协助医生对症处理,减轻术后疼痛刺激带来的不适。因麻醉过程中患者的体温调节中枢受到抑制,苏醒期极易发生低体温,护士要关注患者的体温变化,做好保暖措施。

三、给予心理支持

手术是否成功,有无意外发生,是患者手术后最为迫切想了解的。护士术后应注意观察患者的心理变化,及时给予心理干预,轻拍患者肩部,轻声告诉患者"×××,您的手术很顺利,谢谢您的配合!"对于患者提出的疑问,及时给予合理的解释,适时进行心理疏导,用平和温柔的语气安抚患者,避免患者产生不良情绪。

四、送患者回病区

常规复苏护理至患者神志完全清醒,生命体征平稳后可以送患者回病区。护士应询问患者感受:"×××,您现在有哪里特别不舒服吗?"如患者无明显不适,则安慰患者:"好的,手术一切都顺利,各项指标也挺好的,祝贺您手术成功!现在我们送您回病房休息。"再次检查所需携带的物品,管道通畅在位后将患者送回病房进行后续治疗。

推手术转运车转运患者时应注意匀速、平稳推行。护士应站在患者的头侧,便于随时观察患者的病情变化。躁动的患者应妥善进行保护性约束;昏迷患者应采取平卧位,头偏向一侧,防止呕吐物误吸;四肢骨折的患者,应妥善固定伤肢;颈椎骨折的患者搬运前先上颈托保护,转运时头颈两侧用软垫垫好,防止损伤血管、神经等;脑出血和颅脑外伤的患者应采取头低足高位。运送途中避免剧烈震荡,始终保持头部在前,上下坡时保持患者头部在高位,避免脑水肿和再出血。运送过程中尽量保持平稳,避免颠簸与震荡,用好床栏及约束带,保护患者,防止坠落。

五、和病区护士做好交接

巡回护士与麻醉师一起将患者安全送回病区,认真详细地向病区护士交接患者术中情况,如生命体征、目前用药、皮肤情况、手术情况、注意事项等,做到交接认真、全面、细致。同时要耐心向患者或家属交代手术情况,以及术后需要注意的事项,针对患者的不适给予安慰和解释,态度诚恳地感谢患者在手术中良好的配合表现,如"×××,现在您已经顺利完成手术安返病房了,我刚刚跟您的责任护士小王详细交代了您在手术室的情况,小王会进一步对您进行护理的,您放心啊!感谢您在手术室的良好配合,已经迈向了成功治疗的一大步,恭喜您!"鼓励患者进行后期的治疗配合,帮助患者及家属树立信心,以积极的心态战胜疾病;了解患者对手术室护理的满意度,认真听取患者和家属的意见,通过反馈进一步改进护理工作,提高护理水平(图6-5)。

手术室护士要以患者为中心,用爱心、耐心、责任心,给手术患者送去温暖和关怀,使患者手术期间获得安全感,对手术有信心,消减紧张焦虑的情绪,为手术的顺利完成提供良好的条件。

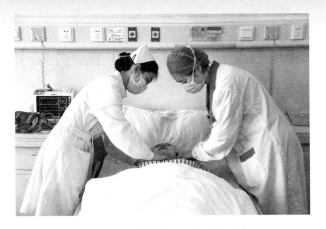

图 6-5　和病房护士交接手术患者

课后讨论

　　患者刘磊,43 岁。因纵隔占位性病变(性质待查)住院手术治疗。安排患者明天早晨手术,术前访谈时管床护士反映患者入院后心理负担较重,对手术有很多顾虑,如果你是手术室访视护士,你准备采取哪些措施?

（陈赛男）

随堂测试

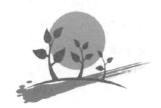

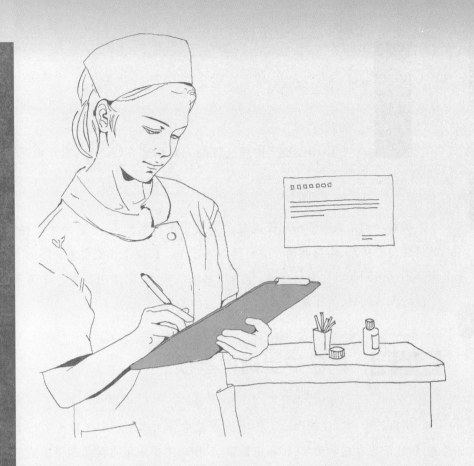

第七章　病区护士——"病床前的关怀"

学习目标

1. 掌握护理操作礼仪。

2. 熟悉病区护理工作礼仪规范、接待出入院患者礼仪、晨间护理礼仪、护士交接班礼仪、探视陪护管理礼仪、夜间查房巡视礼仪。

3. 了解病区护士的岗位素质。

4. 培养爱岗敬业、精益、慎独的职业精神,树立全心全意为人民健康服务的职业品德,以精湛的护理技术和高度的责任心为住院患者提供优质周到的护理服务。

PPT 课件

思维导图

预习任务

MOOC 预览护理礼仪与人际沟通在线课程:第 6 周课程。

护理学创始人南丁格尔曾说过:"要使千差万别的人,都达到治疗和健康所需要的最佳身心状态,本身就是一项最精细的艺术。"护理工作蕴含着深厚的人文关怀,当患者因病来到医院住院治疗时,作为一名病区护士,应当用技术治疗患者的伤,用温情治疗伤者的痛,给住院患者送去每一天的关怀。

第一节 病区护士岗位素质

病区护士在医院的医疗工作中发挥着重要的作用。病区护士实行 24 小时在班制,和住院患者接触最多,接触也最密切,护理工作质量直接体现了医院的管理水平。因此,病区护士良好的岗位素质显得尤为重要。

一、扎实的理论知识

病区护士作为住院患者的主要护理人员,应具备扎实的理论知识,为患者及时答疑解惑并有效指导护理工作。此外,病区护士作为健康教育的宣传者,还应从心理学、预防医学等不同学科领域的角度,为患者提供健康宣教工作,帮助患者建立合理的饮食结构和健康的生活习惯,为患者提供科学的、高水平的护理服务。

二、娴熟的操作技术

作为病区护士,应当熟练地掌握护理基本技能,在进行各项操作和使用各类仪器时,做到动作娴熟,有条不紊,为患者准确快速完成各项治疗和护理工作。这样不仅及时减轻了患者的痛苦,同时又获得了患者及家属的高度信任,为下一步的治疗和护理工作奠定了良好的基础。

三、良好的沟通能力

住院患者由于处于陌生环境,同时又遭受病痛折磨,心理方面容易造成较大影响,不愿主动与人交流,病区护士应及时发现患者各类心理障碍问题,以良好的沟通能力疏导帮助,如说话谦和,语调柔美,灵活使用礼貌用语,配合恰当的眼神交流等。进行各项护理操作时,详细为患者解释操作目的及治疗效果,充分尊重患者的知情权,通过沟通建立友好的护患关系。

四、得体的仪容举止

病区作为医院的服务窗口,其工作人员的仪容仪表、言行举止代表了医院的形象。作为病区护士应做到仪容典雅大方、仪表端庄得体、说话亲切和蔼、微笑真诚温暖、举止沉着稳重、动作敏捷轻柔。如上岗前化职业淡妆,护士服干净整洁穿着规范,病区护理工作做到说话轻、操作轻、关门轻、走路轻、传呼轻、接电话轻等,护士得体的仪容举止不仅反映了个人的职业素养,同时塑造了医院的品牌形象。

五、细致的观察能力

细致的观察能力是病区护士的重要素质之一,也是住院患者生命健康的重要保障。病区护理工作要做到腿勤、眼勤、嘴勤、手勤、脑勤,不仅需要进行日常的护理工作,还需密切关注患者的病情变化。当患者出现病情变化时,护士应第一时间发现,及时通知医生,并采取有效措施,为患者的治疗和抢救争取最佳时机,也为护理科研提供有效依据。

六、专业的慎独精神

病区护士为患者的生命和健康服务,其道德修养直接支配护理行为,并对患者的心理、生理产生影响。一名合格的病区护士必须具备慎独精神,在无人监管的工作环境中,做到严格遵守操作规范、一丝不苟、认真负责;即使是在工作繁忙时,也要严格遵守操作规程,认真执行消毒隔离等重要环节,为患者的生命健康保驾护航。

第二节　病区护理工作礼仪规范

患者住院期间,病区护士应以优雅大方的举止、亲切温柔的关怀、文明礼貌的服务、精湛娴熟的技术获取患者的信任和认可,并及时满足患者的需求。

一、优雅大方的举止

患者住院期间和护士接触最为密切,护士的表现备受关注,也直接影响着护患关系。因此,护士要从仪容仪表、言谈举止等方面体现出自己的端庄稳重、优雅大方、娴熟干练,使患者放心、称心。与患者交谈时,目光平视对方,说话有礼有节,使患者感到轻松、舒适,增加患者对医院的信任,消除焦虑心情,安心住院,积极配合治疗。

二、亲切温柔的关怀

新入院的患者,都存在角色适应、环境适应的过程。每位患者住院后都希望自己被认识,并受到重视。护士真诚的笑脸、和蔼的目光、贴心的问候,都会使患者感到被关注、被关怀,温暖无比,使患者摆脱孤独感,树立战胜疾病的信心(图7-2)。如,晨间护理时对患者亲切地问候"张大爷,昨晚睡得好吗?""李姐,您哪儿不舒服?""王老师,伤口还很疼吗?"……需要注意的是,面对不同年龄、性别、文化、背景的患者,给予的关怀方式不同,护士要学会有效沟通、恰当表达。

1. 爱护儿童患者　儿童患者活泼、好动,独立性差,来到陌生的环境,心理上又恐惧,又好奇。护士要具备爱心、耐心和同理心,当儿童患者哭闹时,能轻声细语地安慰患儿,称呼亲切,语音轻柔,语调婉转,语气温和,用母爱般的关怀减轻其恐惧感。同时还可以通过抚摸、拉手等动作表示友好和拉近距离。

2. 倾听青年患者　青年患者生病时会产生自卑感,主要表现为烦躁不安、情绪波动大、易愤怒、沮丧,不配合治疗。当患者得知自己患病,尤其当病情影响正常的生活、学习和工作时,往往会紧张、焦虑甚至迁怒于他人,此时患者的认知功能往往受到情绪很大影响,不能很好地接受他人的意见和建议。作为护理人员应耐心对待患者出现的各项心理反应,可以在一旁给予非语言的支持,如安静的陪伴等,让患者情绪慢慢趋于稳定。

3. 同情中年患者　中年患者由于处于家庭责任最重的阶段,又是工作单位骨干力量,事业正处在高峰期,患病住院严重影响其生活和工作,因此不想住院而又不得不住院的现实往往使患者表现得自责、急躁、矛盾。护士要以包容的态度理解、同情患者,并适时对患者进行安慰和劝解,沟通中要体现同理心,言辞恳切,避免说教。如:"李老师,我知道您不放心儿子,也不放心您的学生,但是只有养好病您才能很好地照顾孩子,给学生们上好课,您说是吗?"

4. 尊重老年患者 老年患者最为突出的心理特点是孤独、敏感、爱猜疑,这就需要护士更加尊敬、和善、耐心地与患者沟通。称呼宜用"大爷、大娘、阿姨"或"某老师"等尊称,切忌直呼其名或其床号,避免引起患者的不快。此外,由于老年患者反应稍慢,听力、视力稍差,沟通时护士说话宜慢速、大声地表达,耐心、热心地回答患者提出的问题,讲话通俗易懂、不急不躁,并适时点头、微笑、注视等,以回应患者。

三、文明礼貌的服务

1. 进出病房,安静有礼 护士进入病房做治疗和护理工作要先敲门,经过患者同意方可进入病房;若为休息时间,则轻轻开门,进入后随手轻轻关门。开关门时,要用手轻推、轻拉,切不可用治疗车或治疗盘撞门、以肘推门、以脚踢门、以臀拱门、以膝顶门。若有人随同进病房时,要先后有序,礼让"尊者",辅以手势,主动开关门。离开病房时,礼貌告别,如"您休息吧,有事可以随时按呼叫器找我""过一会儿我再来看您"等,并且点头、欠身致意。出门时宜面向患者退出,轻轻开关病房门。

2. 经过走廊,礼让患者 在病区走廊和患者相遇时,应礼让患者;推车端盘礼让时要将治疗车或治疗盘挪向一侧,并微笑示意患者通过;若患者已让路要立刻向其致谢。遇到患者行动不便,应主动上前询问是否需要帮助。护士通过病区走廊时,尽量不并行,并且做到弹足有力,柔步无声,既体现良好的精神状态,又不影响病区患者休息。

3. 同乘电梯,谦让得当 除抢救需要外,乘电梯要礼让患者。如进入的是无人管理的电梯,护士应先进入控制好开门按钮,再请患者进入,到达目的楼层后,护士控制好开门按钮,请患者先出,而后自己再出;如进入的是有人管理的电梯,则请患者先进先出,护士后进后出。如护士推车进电梯应最后进入,并面向电梯门站立。

4. 保护隐私,维护利益 患者的个人书信不得随便拆阅;患者的住院信息和病情不得泄露给与治疗无关的人员,更不能作为茶余饭后的话题;不在公共场合和患者讨论涉及其隐私的问题。

四、精湛娴熟的技术

患者住院期间,护士娴熟的护理技术、规范的操作是赢得患者认可,帮助患者树立信心和安全感的重要因素,也是护士完成护理任务的关键。因此,一个合格的病区护士,必须熟练掌握专业操作技能,具备"慎独"精神,以精湛的技术,安全、准确、规范的护理服务赢得患者的信赖和尊重。当患者提出疑问时,护士对所提出的问题要认真核对,确认无误后给患者明确的解释,再进行护理操作。

五、及时满足患者的需求

患者住院期间,需求主要体现在三方面:环境需求、信息需求、情感需求。对于患者的合理需求,护士应根据病情需要和医院条件尽力给予满足。如患者入院初往往希望能有一间干净明亮、较为独立的病房,护士安排病房时应根据患者的具体情况合理安排,不以权谋私;患者住院后,渴望了解病情和治疗方案以及疾病的预后,责任护士应根据患者的病情、年龄和身体状况给予恰当的解释,同时进行耐心、细致、有针对性的健康指导,减轻患者对疾病的焦虑和恐惧心理。患者住院期间,普遍存在希望自己被重视、被关注的情况,此时护士尽量给予患者关心、体贴、同情、安慰,与患者多交流,良好的心态有利于疾病的治疗和康复。

第三节　接待新入院患者礼仪

在如今的高科技时代,医院之间的竞争已由过去的医疗硬件水平慢慢过渡到现在的医疗服务软件,护理工作的模式也由过去单纯的功能性护理过渡到现在的系统化整体护理,作为护士应给予患者全面的优质护理服务,最大程度地体现人文护理关怀。护士周到得体地接待入院患者不仅彰显了人性化护理服务,塑造了良好的护理形象,也提升了医院的软性竞争力。

一、迎接患者入院，办理入院手续

新入院患者住院期间,由于处于陌生环境,容易出现焦虑、不安的情绪。病区护士端庄的仪表、和蔼的态度、悉心的引导不仅能够缓解患者的陌生感,同时还给患者留下了良好的第一印象,为后续的护患沟通建立了友好的开端。

当新入院患者来到病区的护士站,接待护士要放下手中的工作,立刻起立面对患者,微笑迎接,并双手接过病历,认真核对患者信息,为患者安排床位。如有其他护士在场,也应向患者点头致意。办理入院手续时护士要耐心、细致地指导入院患者或家属,如填写入院登记表、称体重等,亲切地询问患者是否需要帮助,缓解患者初入医院的陌生感。如遇危重患者入院,应先送患者入病房,然后再由家属代替办理入院手续,真正做到急患者所急,想患者所想,解患者所需!

二、护送患者进入病房，做好入院指导

在护士站为患者办完入院手续后,要尽快引导患者进入病房。护士帮助患者拎包或拿行李,边走边与患者亲切交流,尽可能地多了解患者情况。遇行动不便的患者,可扶患者步行;遇不能移动的患者或病情危重的患者,应用轮椅或平车护送入病房。运送过程中,要随时注意观察患者的病情,注意保暖,不能中断输液和给氧,应确保患者安全。

送入病房后,接待护士和责任护士应就患者的病情及携带物品等进行认真、仔细地交接。责任护士礼貌、主动地和患者打招呼并自我介绍。如"阿姨,您好! 我是您的责任护士杨芳,您叫我小杨就行了,住院期间有什么需要可以随时找我。您的主管医生是张医生,他一会儿就会来看您。您先休息一会儿,我稍后带您熟悉一下病区环境,好吗?"责任护士安置好患者后,再做入院指导。

在入院介绍过程中,护士要以优雅得体的言行、恰当适度的手势、亲切友好的态度介绍科主任、护士长、主管医生、责任护士以及同病室的病友,并向患者介绍住院环境、住院期间的规章制度以及相关疾病的健康知识。在患者病情许可的情况下,带患者在病区里走一走,介绍病区环境,如医生办公室、护士办公室、护士站、治疗室、开水房等位置,告知进餐时间,卫生设施的使用方法,教会患者呼叫器的使用,大小便标本的留取时间及摆放位置,以缓解患者的陌生感。与不同年龄、不同特点的患者沟通时要做到礼貌得体,尤其在介绍住院规章制度时,应以礼貌的态度、诚恳的语气,使患者在平等互利的交流中自觉接受医院的管理,同时也能帮助患者尽快适应角色(图7-1)。

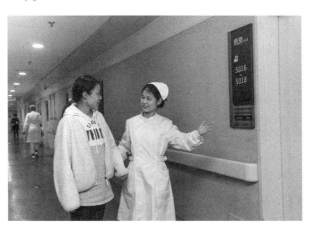

图7-1 入院指导

三、认真细致地做好入院评估

视频:接待新入院患者礼仪

责任护士要耐心、细致地询问患者的病史,认真规范地测量生命体征,进行健康史的采集,掌握患者的病情和特殊的生活需要,如患者提出疑问应耐心细致地解释。

总之,新患者入院,病区护士应给予患者一张真诚的笑脸,一个亲切的称呼,一张整洁的病床,一壶新鲜的开水,一套周到耐心的入院宣教,一次准确规范的健康评估,做好第一次治疗,使患者有归属感,愿意更好地配合治疗和护理工作,促进疾病早日康复。

第四节 晨间护理礼仪

情景导入

> 病区 5 床的张阿姨夜里发热,出了一身汗,衣服、被褥都湿了。 小刘是大夜班护士,早晨量体温时发现了,准备晨间护理时为张阿姨更换清洁的衣服和床单被罩。
> 工作任务:
> 请按照礼仪规范完成晨间护理工作。

晨间护理是为给患者创造良好的休养环境,使患者清洁舒适,便于观察病情,于每天早晨进行的护理管理、生活照顾工作。通过晨间护理,使住院患者清洁舒适,同时保持床单位、病室的整洁、舒适、美观,为患者创造良好的休养环境,减少压疮及肺炎等并发症的发生。在晨间护理同时,护士应注意观察病情和了解患者夜间情况,并进行心理护理及健康宣教,满足患者的身心需要,促进健康的恢复。

一、亲切问候、健康宣教

晨间护理是一天工作的开始,护士应衣帽整洁,洗手、戴口罩,备齐扫床毛巾、清洁床单等用品,由推车推至病房进行晨间护理。

首先以亲切的问候开始,同时细心询问患者夜间睡眠、进食、服药、活动、疼痛、呼吸等情况,有针对性地进行健康宣教,满足患者的身心需要。如:"张阿姨早上好! 夜里睡得怎么样啊?""张阿姨,早上吃的什么啊?""建议您在吃早饭的时候,不要吃单一的细粮,可以添加一些粗粮,比如小米、薏米、黑米或者是大麦等,尽量保证一日三餐的丰盛多样,避免吃一些过于油腻的东西,这样血糖才能控制得更好。"

二、悉心协助、细致观察

晨间护理时注意观察患者的个人卫生情况,按需要更换衣服,并根据患者情况给予叩背排痰,协助翻身,查看皮肤情况等。如有伤口,要检查局部敷料是否干洁在位,引流管是否通畅。

注意观察患者病情变化,重点观察危重患者、新入院患者及手术患者,并及时做好记录。

三、整理床铺、清洁病室

为保证住院患者清洁、舒适,晨间护理时,用消毒毛巾湿式扫床,根据清洁程度酌情更换床单、被罩、枕套及衣裤,整理好床单位。如:"张阿姨,您夜里出了一身汗,我带了干净衣服过来,待会儿给您用水把身上擦洗一下,换一身干净的衣服,您看可以吗?"整理过程中,护士应取得患者及家属的配合,将物品摆放整齐,调节室温,酌情开窗通风,确保病室空气的流通和清新。

视频:晨间
护理礼仪

护士的晨间护理应做到:笑脸进门先问好,了解睡眠做指导,边理床单边宣教,导管皮肤处理好,病情观察要牢记,体位舒适是需要,多问多说态度好,护患和谐最重要!

第五节 护理操作礼仪

情景导入

> 肿瘤内科病区 15 床程阿姨,48 岁,乳腺癌手术一个月需进行静脉化疗。 听说化疗的副作用很大,会引起恶心、呕吐、脱发等,程阿姨非常紧张害怕。
>
> 工作任务:
>
> 你是程阿姨的责任护士,准备给患者进行静脉输液。
>
> 1. 请设法安抚程阿姨的不良情绪,减轻对化疗的恐惧感。
>
> 2. 按照礼仪要求完成输液操作,使程阿姨满意。

作为一名合格的护士,不仅要按照医嘱完成各项护理操作,严格执行操作规程,同时还需要在护理操作中处处体现对患者的人文关怀,以礼貌的态度、文明的言行、娴熟的技术为患者提供优质周到的护理服务,赢得患者的尊重和认可,使患者以积极的心态配合疾病的治疗和护理。

一、操作前礼仪

护理操作是一项科学严谨的工作,在操作前护士应做到准备充分、仪表端庄、全面评估、知情同意,充分体现以人为本的护理理念。

1. 准备充分,仪表端庄 为患者进行护理操作时,护士的言行举止往往会影响患者对护士的印象和信任,继而影响患者的配合以及护理操作的效果。因此,护士在进行护理操作前,一定要熟悉护理操作目的、操作规范以及操作注意事项,备好所需物品,严格三查七对制度,并全面地了解患者病情。同时做到衣帽清洁整齐,精神饱满愉悦,行走轻快敏捷,仪容端庄得体,态度谦和有礼,语言通俗易懂,以良好的仪容仪表,得体的言行举止赢得患者的信任。

2. 以人为本,知情同意 护士进病房前应礼貌地敲门再进入,随手将病房门轻轻关上。进入病房后面带微笑,亲切地和患者打招呼,告知患者将要进行的操作、治疗药物名称、解释操作目的、配合方法以及可能出现的情况,尤其应强调注意事项,让患者了解治疗措施的意义,这不但是充分尊重患者的知情同意权,而且同时可以消除患者的顾虑,取得患者更好的配合。对于治疗时间较长的操作,应让患者做好治疗前的准备工作,如静脉输液前应叮嘱患者去洗手间方便等,以保证操作顺利进行。

二、操作中礼仪

护理操作过程中,护士要以和蔼的态度,娴熟的护理技术贯穿操作的始终。

1. 态度和蔼,指导耐心 护士一边操作,一边耐心地指导患者配合,使用安慰性语言,转移其注意力;使用鼓励性语言,增强其信心。操作过程中及时询问患者感受,随时解除患者的疑惑。若患者出现不适,应立即暂停操作,给予安慰和处理,待患者不适感缓解或消失后再进行治疗,必要时应停止操作并报告医生。

2. 操作规范,技术娴熟 在整个操作过程中,要做到动作准确、流程规范、技术娴熟、反应敏捷,使者满意放心并愿意积极主动配合操作(图7-2)。

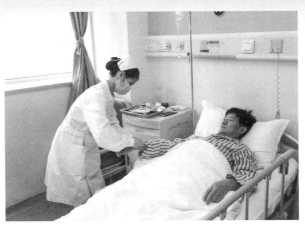

图 7-2 护理操作中的礼仪

3. 保护隐私、尊重患者　操作中如有涉及患者隐私,要适时遮挡并注意保暖,及时与患者沟通。

当操作失误时应及时向患者道歉,取得患者的理解、包涵与配合,也可显示护士良好的个人修养。同时请求患者是否可以再一次操作,如患者不同意应及时换人操作。

三、操作后礼仪

护理操作结束后,要做到人文关怀,有始有终。

1. 诚恳致谢、恰当鼓励　当护理操作结束后,护士应对患者的支持和配合诚恳致谢,并让患者了解积极配合护理治疗有利于更好地恢复健康。对老年、儿童等不同特点的患者还可以给予恰当的表扬和鼓励,如"您真棒! 配合得非常好! 谢谢!"

2. 真诚慰问、细心嘱咐　通过慰问了解患者接受护理治疗后的感受,一方面让患者得到关心呵护,另一方面指导今后更好地进行护理操作。此外,护士还需根据患者的病情及相关操作要求给予嘱咐和安慰,告知注意事项及可能出现的反应,让患者正确应对。

第六节　护士交接班礼仪

护士交接班是指前一班护士,以口头或书面的形式,向下一班护士报告本病区患者情况,并交代护理工作,以保证患者获得连续而及时的治疗,保障病区护理工作能够顺利完成的工作制度。交接班是护理工作中的一项重要内容,也是保障患者生命安全的重要环节,在对患者全天 24 小时不间断的病情观察和治疗护理中,各班护士

视频:护理
操作礼仪

应恪尽职守,认真交接,不漏掉患者每一个病情变化的细节。护士交接班程序化、标准化、规范化的实施能够进一步明确各班的责任,避免工作中的遗漏,能够有效地防止护理差错的发生,从而保证护理工作的连续性、安全性和有效性,同时也体现了医护人员之间的相互支持和密切配合。

护士交班前应完成当班所有的护理工作,患者护理到位,各项护理记录完整清楚,病房、护士站、治疗室、病区环境清洁整齐,然后准备交班,临床常见的交班形式有晨会交接班和床头交接班。

一、晨会交接班礼仪

晨会交接班,是夜间值班人员向当天在岗人员做出口头及书面的值班工作情况汇报。一般要求全体医护人员参加,包括医生、护士、进修人员、实习生等,并由科主任或护士长主持。

(一) 仪表端庄,站立有序

参加接班的医护人员须提前到岗,着装整洁规范,仪容端庄,对镜调整好情绪状态,精神饱满地参加晨会交接班。

晨会时,应面向主持者或交班者,站姿规范,双目平视,全神贯注。一般科主任、护士长站于一侧,夜班医生和护士站在前面或中间,其他医护人员按照职务和年资由高到低依次站于对侧或围成一圈。

(二) 准备充分,各司其职

1. 夜班护士　交班前,夜班护士应完成当班所有的护理工作,患者护理到位,各项护理记录完整清楚,病房、治疗室、病区环境清洁整齐,个人仪容仪表整洁,然后准备交班。夜班护士交班时应注意仪容得体,仪表端庄,精神饱满。

2. 责任护士　当班责任护士提前 15 min 到岗,在交班前了解当天病区情况,了解患者的病情、治疗及护理要点,查看新入院患者的血、尿、便标本留取以及各种器械检查情况,做到心中有数。

3. 护士长　护士长提前 15 min 到岗,巡视病房,了解病区危重、卧床患者、新入院患者、手术患者、疑难、病情有特殊变化的患者情况,检查各项护理措施落实情况及夜班护士的工作质量,评估当天工作量等。

4. 其他接班护士　参加交接班的其他医护人员均需提前 5 min 到岗,准时参加晨会,见面互致问候,准备好笔记本和笔,对交接班中重点问题进行必要记录。

（三）交接清晰，重点突出

交班时一般先由夜班护士报告基本内容，再由值班医生补充汇报。交班时内容条理，重点突出，语言规范，声音洪亮，吐字清晰。交班内容主要为病区患者动态，包括：住院总人数，及出入院、转科、转院、危重、手术或分娩、死亡人数；新入院、危重、抢救患者以及大手术前后等患者所出现的病情变化，治疗护理情况，各管道的留置引流情况；有特殊检查处理、行为异常、自杀倾向等患者的病情变化及心理状态。

（四）认真听取，秩序井然

接班医护人员应认真听取交班内容，不清楚时应及时提出疑问。交班期间，所有参会人员应将手机静音。若遇患者需要抢救或有新患者入院时，应暂停交班及时处理。

（五）评估工作，安排合理

科主任和护士长根据工作情况简要评估总结，强调重点问题，传达医院文件和会议精神，扼要布置当天工作。

晨会交接班是一天医疗护理工作的开始，所谓"一日之计在于晨"，医护人员要以良好的精神风貌、严谨的工作态度做好交接工作，为新一天的治疗护理做好充分的准备（图7-3）。

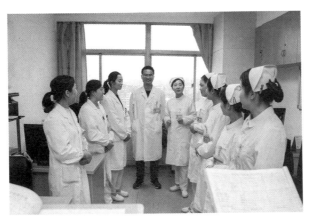

图 7-3　晨会交接班

二、床旁交接班礼仪

床旁交接班是交班护士与当日接班护士在住院患者床旁进行的重点口头交接

班。一般是在晨会结束后,由护士长带领夜班及当日接班护理人员巡视病房,进行床旁交接班。通过床旁交接班,接班护士可以全面了解病区患者的情况,查找护理问题,明确护理措施,更好地为患者进行整体护理,患者也可通过查房感受到关心而放心。一般进行床旁交接班的患者主要为:危重、术后、当日需要手术、有特殊治疗和新入院的患者等(图7-4)。

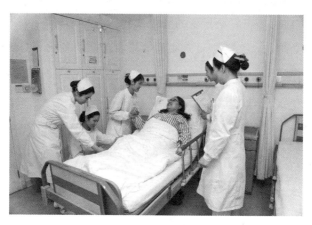

图 7-4 护士床旁交接班

(一)进入病房顺序

去病房进行床旁交接班时,交班护士在前,接班护士在后,护士长和其他护士依次跟随进入病房。

(二)床边站立位置

进行床旁交接班时,交班护士站在床头的右侧第一位,接班护士紧随交班护士站在床头的右侧第二位方便交接班。护士长站在床头的左侧,其他护理人员按照职务和年资按序依次站立。

(三)床旁查看内容

查看内容包括患者的神志、生命体征、体位、伤口敷料、引流管、输液液体及穿刺部位的皮肤情况、易受压部位的皮肤情况、睡眠、饮食、服药情况、晨间护理完成情况、吸氧、心电监测情况等。

(四)床旁交接班内容

1. 交班护士 告知患者正在进行交班,使者明白并感到被尊重。向接班护士交代患者情况,包括姓名、年龄、诊断、入院时间、原因、入院后阳性症状体征、目前的治疗、护理存在的问题及心理状况等。

2. 接班护士　首先向患者介绍自己是今日当班责任护士,请患者放心。同时询问患者主诉,了解患者生命体征情况,目前治疗护理及注意事项等,并做好必要的记录。

3. 护士长　向患者了解入院介绍掌握程度,检查治疗执行情况、住院期间注意的问题。必要时给予患者语言和动作的安抚,鼓励患者增强战胜疾病的信心。返回护士站后,护士长应对夜班工作、疾病专科护理要点及当前护理工作进行重点点评,并结合病情进行相关知识提问,以强化护士对专科知识的学习。

（五）交接班注意事项

1. 进入病房时,要先敲门,再轻推进入,最后进入的护士要随手关门。

2. 在床旁交接班时,每位护士在与患者沟通前都应礼貌性地称呼和打招呼,简要地自我介绍,并询问患者的病情感受。沟通时,语言规范,表情自然,态度和蔼。

3. 注重交接班工作的严谨性,对特殊患者的病情不必让患者知道的内容宜在办公室讨论或在病房外轻声讨论,避免给患者带来不必要的心理压力或引起不必要的医疗纠纷。

4. 在查看患者管道、皮肤、伤口等时,拉上隔帘,注意保护患者的隐私,体现人文关怀。

5. 查体时,严格要求手部卫生,每接触一位患者就用免洗手消毒液合格消毒双手。

视频:护士交
接班礼仪

第七节　探视陪护管理礼仪

探视陪护制度是为了确保医院正常的医疗秩序,给广大患者营造一个安全、舒适、宁静、文明的就医环境,避免或最大程度地控制医院感染的发生,而专门制定的病区管理制度。

大多数人患病后易产生苦闷和孤独感,希望亲朋好友能来探望陪护,以期获得安慰并缓解紧张和焦虑。作为患者的家属也都希望在患者患病的特殊时刻表示关心和爱护,而探视和陪护正是亲情与关怀的具体表现。若完全按照患者及家属意愿探视或陪护,虽然满足了他们的美好意愿,却不能提供给患者一个安全、宁静的住院治疗环境,更不能保障医疗护理工作有序开展,反而会对患者的生理、心理健康造成不良的影响。与之相反,不顾患者和家属的意愿,过于严格地要求患者和家属遵守探视陪护管理规定,会使住院患者产生被隔离的感受,也不利于患者健康的恢复,更在不同程度上违背了"以人为本"的原则。因此,需要我们护理人员以人文关怀的方式合理地管理探视陪护,用真诚的关心感动探视陪护人员,从而实现文明管理,合理探陪。

一、探视管理

(一)家属探视时间来访

家属遵守制度,按时来访时,护士应主动问候探视人员,主动了解患者和家属的心理状态,营造宽松温馨的交流平台;鼓励家属给予患者积极的、正面的心理支持;告知病区探视管理的重要性,以及探视管理的时间及具体要求,争取家属对医院管理工作的支持。在与患者和家属沟通探视要求时,要注意交流的技巧和时机的选择,切勿让家属感到厌烦甚至产生排斥情绪。

(二)家属非探视时间来访

护士应礼貌地向前来探视人员致歉并解释,如"对不起,现在不是探视时间,患者正在接受治疗,请最好在下午2:00~6:00再来"。必要时,介绍病区探视制度,尤其是探视时间。当探视人员遇到这样的情况往往会感到失望、不理解,护士要耐心、细心地和对方解释,以取得探视人员的理解,沟通中避免出现命令式的腔调,更不能"以牙还牙,升级矛盾"。护士可以主动提供帮助,化解问题,如提出:"如果有东西要转交,我可以帮您转交。"当探视人员遵守制度,表示理解时,护士应立刻致谢,如"谢谢您的合作,我会帮您转达心意"等。

(三)探视家属过多

由于探视时间有限,有时会遇到多位家属同一时间来探视患者,这样难免会影响患者和病房内的其他人,作为护士应礼貌、适时地提醒探视人员,如"对不起,探视的人太多会影响患者休息""患者目前还比较虚弱,请停留时间短一点,谢谢!""患者很容易感染,暂时还不能探视,请予理解。我可以转达你们的心意"等等,以获得探视人员的理解和支持。在沟通中要特别注意语气中肯、语音轻柔、语调委婉,最大限度地体现对探视人员的理解和体谅(图7-5)。

(四)家属探视时间过长

由于家属不了解患者病情以及探视制度等,有时会遇到家属探视时间过长。此时,护士应礼貌地对探视人员解释,并对家属的配合表示感谢。如"打扰了,探视时间已过,患者需要休息了""探视时间过长,患者会很疲劳,希望您能理解,感谢配合!"

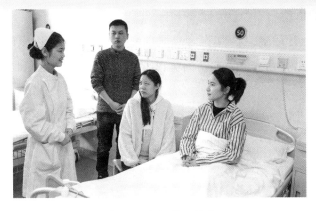

图 7-5　探视管理礼仪

"请放心,我们会好好照顾病人的"等,使家属放心、满意地离开病房。在劝说过程中,应体现人文关怀,给患者家属留出告别的时间并消除家属的担忧。

（五）注意事项

1. 提醒或劝说家属时,要语言得当,语气温和,避免"声色俱厉"。

2. 遇到不服从探视制度或态度恶劣的家属,要耐心解释,以德报怨,避免把矛盾升级。

3. 家属探视监护病房患者时,护士应在探视前强调探视制度,尤其解释更换隔离衣、穿鞋套、戴口罩等的必要性,协助家属正确穿戴。

4. 危重患者在抢救期间,未经医生允许不得让家属探视,以免影响抢救。

二、陪护管理

（一）陪护人员过多

病房陪护人员过多会造成环境嘈杂、感染率增加,既影响医护人员诊疗活动,又不利于患者恢复健康。一般情况下,病房陪护需要提前办理手续,护士首先要与患者和家属及时沟通,告知并解释陪护制度;若遇到要求增加陪护人员的情况,应先了解患者和家属的想法和顾虑,再有的放矢的沟通,有针对性地解除疑虑。遇到家属擅自在病区内打地铺或滞留的情况,切勿呵斥责备,应以同理心待之,向家属解释遵守陪护制度的重要性。在沟通中要特别注意语态、语音、语气,应充分体现对家属的同情和体谅,争取家属的理解和支持。

（二）陪护干预过多

1. 随意调节滴速、氧流量　由于家属对医学知识的匮乏,时常出现陪护人员随意调节滴速、氧流量等情况,护士要及时纠正,并耐心解释"随意调节"的严重性,说话时要避免"说教"的语气。

2. 随意翻看病历　患者家属有时会擅自翻阅病历和其他医疗记录,护士发现后应及时制止,有礼貌地解释查看病历的流程,在解除家属疑虑的同时还应注意保护患者隐私。

3. 擅自将患者带离出院　在患者住院期间,家属未通知医务人员擅自将患者带离出院时,护士应立即联络患者和家属,确认患者当时的情况,了解离院原因,礼貌地告知离院会引发的风险,请家属尽快带患者回到医院,注意避免责备的语气,以免引起家属的反感。

第八节　夜间查房巡视礼仪

夜班是护理工作中的重要组成部分,在每天 24 小时的护理工作中,夜班占了一半的工作时间,夜班护士要加强病区夜间管理,严密观察病情,做好病区内的治疗、护理、抢救工作,同时要注意"四轻",保证住院患者充足的睡眠和充分的休息,充分体现护理人文关怀。

一、认真做好交接班

夜班护士应做好交接班工作,通过物品交接班、床旁交接班掌握病区情况,应做到:检查抢救物品、药品、器械;了解患者病情、用药情况、心理状况等;危重、病重、特殊用药等患者要重点床旁交接班,做到口头交代要说清、患者床头要看清、交接班记录要写清。

二、熄灯前安全检查

晚间熄灯前 30 min,巡查督促探视人员离开病区,并协助患者做好睡前准备工作,如熄灯、关门、上床栏等,要特别注意检查床周围,整理物品,保证安全,以免影响患者睡觉。检查确保床单清洁、平整,认真落实防压疮、防管路脱落,防跌倒或坠床等相关安全护理措施,保证患者安全、舒适的睡眠。

三、营造良好睡眠环境

按时关闭病区大门、各病房公共照明设施、电视机,将空调调至适宜温度。更改监护仪在可接受范围内的报警设置,避免持续报警声响影响患者休息。患者需要时可打开病房夜灯,为患者夜间如厕提供方便。发现患者入睡困难时,要帮助寻找原因,合理解决。夜间巡视病房时护士应特别注意"四轻",即说话轻、走路轻、操作轻、开关门窗轻,用手电筒观察患者时,应避免光线直射面部,而影响患者休息。加强夜间病区管理,严格控制陪护人员,保持病区安静。

四、密切观察病情

按分级护理要求认真巡视病房,了解并掌握患者夜间病情变化及睡眠情况,尤其做好病情观察及危重、大手术、手术后患者的生命体征监测,如发现异常,根据轻重缓急,及时采取应对措施,必要时报告医生。遇到抢救患者,应与夜班医生默契配合,最大限度地抢救生命。

五、及时满足患者需求

按分级护理要求,定时巡视病房,根据病情和自理能力情况为患者提供生活护理,如长期卧床或意识障碍患者,应按需要翻身拍背;对行动不便无陪护的患者应协助饮水,及时清理便器。巡视病房过程中,若有患者呼叫,护士应及时回应并协助生活护理,让患者得到亲人般的照顾。

夜班护理工作十分重要,要求夜班护士加强责任心,熟练掌握护理急救技术、专科理论知识和专科操作技术,加强护理核心制度的落实,确保夜班护理工作的有效性、连续性、安全性,为患者提供高质量的夜间护理服务,使患者满意。

总之,病区护士和患者的接触是频繁的,其工作内容是多样的,病区护理工作要充分体现以人为本,以患者为中心的整体护理,为患者创造一个安静、温馨的病区休养环境,让患者感受到护理的"温暖",帮助患者更好地恢复身心健康!

第九节　出院护理礼仪

患者病情好转或康复出院,护士要真诚地给予祝贺,并一如既往地做好各项工作,礼仪规范有始有终。

一、祝贺出院,征求意见

护士在得知患者疾病康复或好转即将出院的消息时,应为患者感到高兴,并应向患者表示祝贺。同时真诚地感谢患者在住院期间对护理工作的支持和配合,对照顾不周的地方诚恳致歉,并请患者及家属留下意见和建议,以便日后改进,更好地为患者服务;告知患者本院和该病区的联系方式以便联络,表示对出院后的患者仍然一如既往地关心,并会对患者提供力所能及的帮助。如:"李阿姨,您可以康复出院了,真为您高兴! 感谢您一直以来对我工作的支持。""有的时候忙起来,难免有些不足之处,希望您能谅解。""谢谢您提出的宝贵意见和建议,我们一定及时改进。""这上面有医院、病区的电话,您有问题可以随时拨打电话咨询。"

二、出院指导,细致入微

患者即将出院时,责任护士应主动协助患者或家属办理出院手续。出院前,做好出院指导,告知患者服药方法、术后注意事项、康复锻炼内容。根据季节变化,给予患者关怀性嘱咐,告知出院后饮食、保暖等生活上应注意的细节。主动为患者提供专家坐诊时间,强调遵医嘱定期来院复查的重要性,嘱咐如有不适,应随时来院就诊或电话咨询。若是老年患者和儿童患者,最好有家属在场时进行出院指导。如:"回家后您要注意穿刺的手臂3个月内避免提过沉的重物;每天按时、按量服药,千万不要擅自增减药量、停药换药!""您平时可以做一些适当的运动,保持好心情,避免焦虑和情绪激动。""现在已经入秋,您要避免受凉,防止病情反复。""您出院后饮食一定尽量注意低盐、低脂,可以多吃些新鲜蔬菜和水果。""您手术后前3个月应每月随诊,之后每3个月随诊⋯⋯"

三、出院送别,守礼有节

患者出院时,护士要再一次表示祝贺,如"李阿姨,再一次祝贺您康复出院,真为您高兴!"对于行动不便、出院行李较多的患者,护士应主动搀扶或帮忙拿行李。责任护士要将患者送至病区门口,或在病区热情地送一段距离并挥手告别,嘱咐患者:"您走好!""请慢走""多保重!"等,切忌说"下次再见""欢迎下次再来"。一般送至病区门口或电梯口,目送患者走出视线后或进电梯电梯门关闭后再转身返回。

课后讨论

病区新收了一位风湿性心脏病二尖瓣狭窄入院手术的患者张大妈。张大妈大半生生活在大山农村里,没出过远门,为了治病来到城里,进到病区东张西望、手足无措。你是张大妈的责任护士,请问你如何接待新入院的张大妈,并帮助张大妈尽快地适应住院环境?

(郭莉莉)

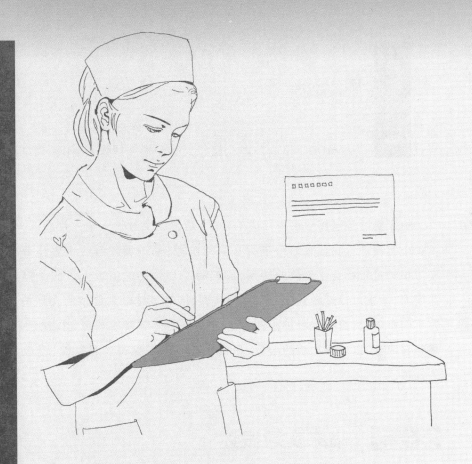

第八章　实习护士——从"一点一滴"做起

学习目标

1. 掌握实习前的准备、实习期间礼仪和实习结束礼仪。

2. 熟悉实习护士应具备的基本素质和临床实习的职责。

3. 了解临床实习礼仪的重要性。

4. 实习期间培养全心全意为人民健康服务的思想品德,严谨、慎独的职业素养。

PPT 课件

思维导图

预习任务

MOOC 预览护理礼仪与人际沟通在线课程:第 7 周课程。

临床实习是连接学校与社会的桥梁,是帮助实习护士融入社会的关键期,是实习护士实现理论到实践的跨越所必需的阶段,是护理教学的重要环节。同时也是实习护士进行社会化角色的转换,成长为一个合格的护理人员的关键期。进入临床实习,学生可以接触到真实的护理实践,同时也接触到复杂的人际关系。实习医院不同于学校,需要实习护士在思想和行为上适应新的环境,严格遵守规章制度,增强自律性,以文明礼貌的形象、积极健康的心态赢得实习医院、带教老师和患者的认可。

第一节 临床实习概述

一、临床实习礼仪的重要性

(一) 实现实习护士到护士的心理角色转换

实习护士在学校学习,面对的是同学和老师,在内心的角色定位是一名学生,而进入临床实习后,面对的则是医院的医生、护士、患者和家属,这个时候内心角色就必须进行转换。实习护士要认识到自己的仪容、仪表、言谈、举止必须要符合护士社会角色的要求,尽快投入到职业角色当中,顺利完成实习工作。

实习护士进入医院参加护理工作,难免会在工作上遇到挫折,加上需要独立生活,如果自我管理和生活适应能力差,往往就会失去心理平衡。此时,要保持良好的心态,正确评价自己的能力,不断完善自己,培养积极乐观、奋发进取的精神,做到爱岗敬业、严谨慎独,自觉认真地履行好自己的实习岗位职责。

(二) 实现实习护士到护士的职业形象转换

实习护士进入临床实习后,角色便从单一的在校学生转变为复杂的社会角色,此时实习护士要迅速提升自己对护理职业角色的认识,改变稚嫩、青涩、单纯的学生形

视频:实习护士礼仪

象,逐步形成稳重、成熟、从容、优雅的职业护士形象。实习护理工作中仪容仪表要端庄、大方,行为举止要规范、优雅。对待患者要热情主动、态度和蔼,赢得患者的信任与配合;对待领导要礼貌问候、谨言慎行,以示尊重;对待带教老师要主动问好、谦虚礼让,向老师虚心请教。在临床实习工作中,要做到素质优良、举止高雅、行为规范。

(三) 实现实习护士到护士的职业行为转换

临床实习是促进实习护士实现理论知识向实践能力转化的过程,有利于实习护士尽快实现从课堂走向病房、从学校走进社会的角色转变。在此阶段,实习护士通过临床实践的不断锻炼,能够迅速提高自己的临床护理能力,以适应由一名护理专业学生向一名职业护士转型的需要。

实习护士要取得患者的配合和老师的认同,需要具有良好的职业行为礼仪。临床上常有患者不愿意让实习护士给自己实施操作,从而造成矛盾,此时实习护士应体谅患者。操作成功时应向患者表示感谢,操作失败应向患者真诚致歉。实习护士要学会倾听患者的主诉,了解患者的内心活动。护士的观察力是否敏锐,是衡量护士这一职业能力的重要标准之一。实习护士在实习期间要严格按照医嘱要求,定时测量患者的生命体征,观察患者的病情变化。同时护士的工作不仅是机械地执行医嘱,也要学会思考和分析问题,进入临床实习后,实习护士要有意识地培养自身独立分析和解决问题的能力,只有善于思考的护士才能正确理解医嘱,解决临床上疑难复杂的护理问题,成为一名优秀的护理工作者。

二、实习护士岗位素质

(一) 基本礼仪素质

1. 仪容要美观、整洁、得体,面部要清洁、自然,保持皮肤充足的水分。

2. 仪表要清洁、端庄,护士服要大方、得体,保持清洁、整齐、平整、无皱、合体。

3. 戴燕尾帽时,短发前不遮眉、后不及领、侧不掩耳,长发则要梳理整齐,用发套固定盘于脑后。戴圆顶帽时,帽檐前不遮眉,后不露发际,头发全部放在帽内。护士鞋以白色软底平跟为宜,穿浅色或肉色袜子。

4. 穿护士服时应同时佩戴胸牌和护士表,胸牌佩戴在左胸上方,护士表以挂表为佳,工作时佩戴在左胸,便于察看、计时。不佩戴饰品,如戒指、手镯、手链及耳坠等。

5. 应养成勤洗手、经常修剪指甲、保持清洁的习惯,工作时不染指甲。

6. 举止应端庄稳重、自然得体、优美大方、彬彬有礼,给患者以信任感。

7. 言谈注意语言文明礼貌、掌握分寸,注意保护他人的隐私。

（二）思想素质

应热爱护理专业，要有高度的责任心，不怕苦、不怕累，保持严谨慎独的职业素养，在实习岗位上全心全意地为患者服务。

（三）文化素质

要加强自身的文化修养，勤奋学习，不断进取，具有扎实的理论知识和较强的实践技能，工作中要学会观察和分析，善于总结护理经验，不断创新发展。积极参加继续教育学习，扩大知识面，丰富自己的知识内涵。

（四）身体素质

要养成良好的生活习惯，合理饮食、积极锻炼、劳逸结合，保持充沛的精力、良好的心态和健康的体魄。

（五）心理素质

培养良好的精神面貌和健康的心理素质，以积极向上、乐观自信的工作态度圆满完成实习任务。

三、临床实习岗位职责

1. 严格遵守医院的各项规章制度和纪律要求，实习期间服从医院的安排和各项管理要求，正确履行请假及汇报等手续。

2. 具有良好的职业道德和职业素养，急患者所急，想患者所想，全心全意为患者服务。

3. 工作积极主动，尊敬老师，虚心请教，勤奋好学；同学之间发扬团结互助的精神，互相学习、互相帮助，共同进步。

4. 认真学习知识和技能，不断巩固和提升自己的专业知识。按照实习大纲的要求，熟练掌握护理实习阶段的各项工作内容，圆满完成实习任务，如实填写实习手册。

5. 按时参加医院举办的业务学习、护理查房、疑难病例讨论、专题讲座等科研教学活动。

6. 正确处理好工作中的各种人际关系，做好护护、医护、护患之间的沟通。

第二节 实习前的准备

一、知识和技能的准备

实习护士在学校所学的理论和实践知识,将在临床实习阶段得到真正的运用。实习护士在临床实习时会遇到一些问题,比如患者复杂多变的病情、新的医疗设备和技术、紧张的医患关系等,这个时候实习护士往往无法将所学知识进行灵活运用,会觉得所学知识匮乏,感到不知所措。所以实习前的强化学习和训练,能够提高分析、解决临床问题的能力,提高临床实践工作能力。

1. 复习巩固理论知识 实习护士在实习前应加强理论知识的学习和复习,对所学知识进行系统整理和有效结合,熟练掌握各专科疾病的护理知识、药理知识、沟通技能等。

2. 强化护理技能训练 护理操作技能是实习护士在临床护理工作中必备的一项工作能力。实习护士在实习前必须要反复训练,熟练掌握各项基础护理操作,给患者实施护理操作时才能应用自如,减少失误。

3. 临床案例分析讨论 临床实习前,学校授课老师搜集各种临床案例,学生通过小组讨论、情景模拟等方式进行学习、讨论、分析和总结,从而提高学生分析问题及解决问题的能力,掌握实习过程中可能出现的问题及应对措施。

二、心理准备

(一)理想与现实的落差

学校的专业思想教育,让学生认识到护理工作是一个崇高的职业,护士是挽救患者生命、维护患者健康的天使,应受到患者乃至全社会的尊重。然而当实习护士进入临床实习后,不可避免地会遇到患者面临疾病折磨痛苦不堪时,医务人员却无法有效地帮助患者解除痛苦的情况;虽然实习护士热情为患者服务,但仍然可能会遇到患者及家属的挑剔、指责,甚至因此引发冲突。面对这样的现实,实习护士的心理可能会出现巨大的落差,会对自己选择的职业产生困惑、茫然的情绪。

因此,在实习前应学会调整心态,适应现实,辩证地看待问题,正确理解护理专业的特点。学会和患者及家属进行有效沟通,学会换位思考,理解和同情患者的处境,得到患者的认可。

（二）工作中的挫折

实习护士在实习期间常见的挫折有操作失败、患者不配合工作、与带教老师关系不融洽等情况。

实习护士在临床实习过程中可通过不断加强学习，将理论联系实践，反复强化实践操作训练，来提高自己的护理技能，减少操作的失败。同时工作中不断学习提高自己的沟通能力，热情主动为患者服务，用自己的爱心、耐心赢得患者和家属的信任，取得患者的配合。工作中严格遵守医院的规章制度，尊重老师、虚心请教，服从工作安排，认真完成工作任务，特殊情况及时与带教老师沟通，不无故迟到、早退、缺勤，正确处理好与老师的关系。

三、物品准备

（一）着装准备

1. 护士服　准备合体的护士服两套，保持护士服清洁、平整。

2. 护士鞋　准备 1~2 双软底、低帮、坡跟或平跟的白色护士鞋，应大小合适，松紧适宜。

3. 护士帽　准备 1~2 顶燕尾帽。普通病房可佩戴燕尾帽，手术室及隔离病房需佩戴一次性圆帽。

4. 饰品　长发的护士需要准备质地较好的发卡和皮筋，以便将头发扎起固定好。不可佩戴其他饰品，如戒指、手镯、耳饰等。

（二）其他物品准备

必备的物品有：护士挂表、笔、便签记录本、学习笔记本等。

四、自我生活管理能力的准备

临床护理工作既是技术工作，也是体力活，每天护士都有大量繁杂的工作任务要完成，同时护士排班实行的是轮班制，白班的基础护理工作和治疗任务比较重，夜班的护理任务也比较多，这就要求护士必须要有健康的体魄和充足的精力，才能顺利完成工作任务。

实习护士自我生活管理能力的高低，直接决定实习工作顺利与否。因此，实习护士应合理安排好实习期间的工作和生活，保证休息和充足的睡眠，加强营养，适当锻炼，保持健壮的体魄和充沛的精力，提高自我生活管理能力。

五、熟悉医院环境及规章制度

（一）熟悉医院环境

实习护士来到实习医院要尽快了解医院的布局，熟悉将要工作的场所、环境，以减少对实习医院的陌生感，同时也能更快地适应新的工作环境，服务患者。

实习护士初到实习科室，要了解本科室的环境，如护士站、医生办公室、治疗室、抢救室、换药室等工作场所的位置以及物品摆放；值班室、更衣室、卫生间、茶水间等辅助用房的位置。带教老师将对新入科的实习护士进行入科介绍，包括病区环境、科室规章制度、专科特色，以及科室的实习计划和要求，科室的规章制度、人员、物品、仪器等，带领实习护士参观整个病区，介绍科室医务人员和患者，帮助实习护士尽快熟悉和适应环境。

（二）熟悉医院规章制度

实习护士要熟悉实习医院的各项规章制度，实习过程中严格落实各项护理核心制度，如查对制度、值班交接班制度、分级护理制度等。严格执行制度要求，确保护理安全，防止差错事故和医疗纠纷的发生。

实习护士要严格遵守实习医院的劳动纪律，不迟到、不早退、不离岗等，遇有特殊情况（如生病）要及时汇报，履行请假手续。

第三节　实习期间礼仪

情景导入

某日上午，病房的呼叫铃此起彼伏，因为太忙，带教老师安排实习护士小马到医生办公室那儿拿一下 10 床患者的动态心电图检查单并送给患者，说完老师就忙着去给其他患者做治疗了。小马拿到检查单，送给 10 床患者时，患者提出疑问："为什么要给我做动态心电图检查？"小马有点不知所措，不知道该怎么和患者进行沟通。

工作任务：

1. 与 10 床患者进行恰当的沟通，告知患者进行动态心电图检查的目的。

2. 给 10 床患者做好心电图检查的宣教工作。

一、与医院工作人员的交往礼仪

（一）实习护士与带教老师的交往礼仪

带教老师是实习护士在临床实习阶段的启蒙者和督导者。"严师出高徒"，带教老师只有严格要求、细心带教，才能教出优秀的学生，才能使实习护士真正掌握到临床护理知识和技能。

1. 主动问候，谦虚礼让　实习护士与老师交谈时，应站立与老师讲话，若老师处于坐位时，只有在老师允许的情况下，实习护士才可以坐位与老师讲话。说话时要态度诚恳、谦虚，认真与老师交谈，回答老师提问。实习护士与老师相遇时要先主动打招呼，面带微笑，目光注视老师，礼貌地问好。同时遇多位老师时，均要问好，可直接说"老师们好"。在电梯或狭窄通道上遇到老师时，应侧身让老师先行。电梯间遇到老师，应立于电梯门的一侧，手扶电梯门让老师先行；进电梯后主动控制电梯，并为老师按下楼层指示钮；到达目的楼层后应请老师先行，并礼貌地道别（图8-1）。

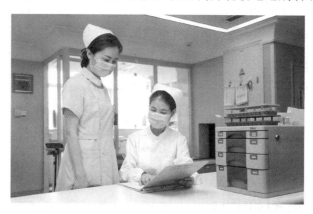

图 8-1　实习护士与带教老师的交往礼仪

2. 端正态度，互相尊重　正确的实习态度是实习取得好成绩的前提，同时也是建立良好师生关系的基础。实习护士应树立正确的人生观和价值观，养成职业责任感和职业道德，始终保持虚心、好学、勤快的学习和工作态度。实习护士要尊重老师，虚心向老师请教，不评议老师和老师工作上可能存在的不当。正确对待老师的表扬和批评，面对老师的表扬要表示谢意，面对批评，要认真听取，如有误解，应恰当解释，不可当面顶撞和争辩。

（二）实习护士与科室工作人员的交往礼仪

实习护士在实习过程中接触最多的老师就是科室的工作人员，实习护士要尊重科室的每一位工作人员，积极营造和谐的人际关系氛围，才能顺利完成实习任务。

尊重所有的带教老师,具有良好的实习态度,谦虚好学,不懂之处及时请教老师;对老师的操作或讲解有异议,向老师提意见时,语气要委婉,时机要适当,最好与老师单独沟通。

尊重医生,真诚合作,密切配合。认真正确执行医嘱,对有疑问医嘱和口头医嘱,要按正确的规范流程执行。

尊重科室的工勤人员,对工勤人员要有礼貌,不可歧视,不可随意指派、盛气凌人。同时以互相尊重、互相理解为前提,对于不同层次的人采取不同的沟通方式,互相支持和配合,在融洽的氛围中顺利完成各自的工作任务。

(三)实习护士与其他部门工作人员的交往礼仪

医院行政管理部门和辅助科室,也是医院的重要组成部分。由于工作职责、工作性质和工作环境的不同,尤其是医技科室专业独立性强,与护理专业差别较大,医技人员对护理专业缺乏了解,因此有时在工作中与护理人员难以相互理解配合,容易出现矛盾冲突。实习护士与工作人员交往时,要注意尊重对方,互相理解,相互支持、配合。若在工作中遇到障碍,切勿指责、埋怨,应主动承担责任,多作自我批评,共同做好善后工作。

(四)实习护士之间的交往礼仪

一个医院里面有来自不同学校的实习护士,同一科室内往往也同时有好多实习护士,实习护士之间形成互帮互助、团结友爱、关系融洽的氛围,有利于实习护士的共同进步。

实习护士之间要以礼相待,真诚相处,工作中互相帮助,互相提醒,共同讨论钻研疑难问题,交流经验方法,使学习更有效率。培养团队精神和大局意识,方可取得更大的收益(图 8-2)。

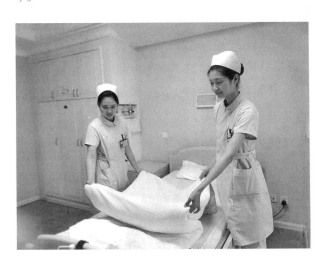

图 8-2 实习护士之间互相帮助

二、为患者服务的基本礼仪

实习护士良好的形象和仪态,不仅能反映个人优雅的气质,还将对患者的身心产生直接或间接的影响,甚至影响到临床护理质量和护理效果。实习护士在工作中要保持良好的职业形象和从容、优雅的仪态,给患者以安全感,取得患者的信任。在护理实践中,良好的护患关系是促使患者顺利完成治疗护理,尽早恢复健康的重要保证。同时,良好的护患关系也是实习护士能够参与护理实践,顺利完成理论到实践的重要实习工作条件。

1. 仪表端庄,自然大方,着装整洁、规范,面部修饰得体,举止文明,符合护士职业礼仪规范。

2. 态度和蔼,与患者接触时面带微笑,语言文明,称呼得体,避免使用刺激对方的语气、语调和语句,避免使用医学术语。实习护士诚恳的态度,让患者感到亲切和被尊重,从而赢得患者的好感和信任,同时也能减少护患纠纷。

3. 掌握患者基本情况,关注患者生理、心理状态和家庭、社会支持等情况;工作中要学会换位思考,以同理心去理解、同情、体谅患者,尊重、理解患者和家属;遵循医务人员道德规范,保护患者隐私,不主动打听与治疗、护理无关的信息。

4. 对患者实施护理操作时应对施护的患者心存感激,感谢患者能够为自己提供护理实践的机会,对患者遭受的痛苦表示同情与理解。护理操作时,动作应轻柔、娴熟、准确,这反映了实习护士良好的职业修养与美感,也会给患者带来安全感。操作完成后,应及时地向患者表示感谢,如因操作失误而给患者带来痛苦,应真诚地道歉,请求谅解。

三、实习期间服从医院管理

医院成立专门的组织机构,由院领导及相关部门组成,负责协调、组织、实施实习生管理工作,保障教学质量和实习生的生活。护理部专人负责教学工作,具体落实临床实习有关事宜,定期召开教学会议。

实习护士实习期间要自觉遵守医院的规章制度和流程规范,服从医院的各项管理要求,遵守社会公德,爱护公物。热爱护理事业,注重医德修养,关爱和尊重患者,树立以患者为中心的服务理念,以良好的精神风貌赢得医院领导和老师的好评。

1. 自觉遵守医院各项规章制度,做到按时上下班、不迟到、不早退、不串岗等。正确履行请销假制度,实习生原则上不得请假,如因病或有特殊原因确需请假,必须提交有关证明,办理请假手续。

2. 实习期间要严格遵守《实习生守则》,具有良好的医德医风,具有救死扶伤的职业精神,工作勤奋,谦虚好学,全心全意为患者服务。积极参加医院举办的各项政治学习和政治活动。

3. 严格遵守各项操作规程和查对制度,在带教老师指导下操作,工作时严谨认真,杜绝差错事故的发生。积极参加医院举办的业务讲座、护理查房、疑难病例讨论等,认真做好学习笔记,理论联系实际,不断提高自己的业务水平。

4. 服从医院统一管理,做好宿舍安全和清洁卫生工作。妥善保管好个人贵重物品,爱护公物,节约用水、安全用电,宿舍禁止私拉电线,严禁使用电器。保持宿舍卫生整洁有序,值日生做好检查督促工作。实习护士不得在外留宿,不可留宿外来人员,严禁男生进入女生宿舍,女生进入男生宿舍。

四、实习期间服从学校管理

实习护士在实习期间需接受实习医院和学校的双重管理。实习护士在实习过程中除了要遵守医院的规章制度外,同时也要遵守学校的管理规定。实习护士要及时向学校汇报实习医院的接待和实习安排情况,学校也要定期安排老师到实习医院了解实习护士的实习和工作情况。

1. 与学校联系的礼仪　实习护士到达实习医院后,应及时向学校老师汇报路途安全、实习医院的接待和实习工作的安排等情况。应向分管老师定期汇报实习情况,包括业务学习和思想、生活情况,通常每月一次。实习生要按照实习计划按时完成实习任务,并按学校规定按时返校。

2. 向学校请假时的礼仪　实习护士如有事需要请假,应严格按照实习生管理条例的相关规定履行请销假手续。实习护士在实习期间不得无故请假,特殊情况如病假需要由医生开具诊断证明书,交所在的实习科室护士长审阅同意后报护理部备案。如需到外地应聘,求职必须由校方和医院护理部联系,护理部同意后方可离岗。

第四节　实习结束礼仪

一、实习结束与科室告别的礼仪

实习护士在科室实习结束之前,首先应总结自己在科室的实习工作情况,分析科室制定的实习计划和目标的完成情况。对实习期间的生活、学习和工作情况征求护士长和其他老师的意见,总结存在的不足之处,不断积累工作经验,为今后正式进入临床护理工作做好准备。同时归还在科室所借用的物品,向科室领导及其他老师告别,感谢他们为自己的实习提供的良好环境和诸多帮助。同时也要向科室的患者和家属告别,感谢他们在实习工作中给予的理解、支持和配合,并祝愿患者早日康复。

二、实习结束与带教老师告别的礼仪

医院的带教老师是实习护士在临床学习工作中的启蒙老师,带教老师不仅教授专业的理论知识,更会手把手地指导实践操作技能;会教导实习护士初入社会的各种人际关系的建立,更会实际指导临床医护患之间的人际沟通。实习结束时实习护士要虚心请老师指出自己工作中的不足和今后改进的方向,衷心感谢老师在实习期间对自己工作上的教导和生活上的关心,感恩老师的辛勤付出,与老师真诚地道别。

三、实习结束与医院告别的礼仪

实习护士在医院实习结束之前要完成医院指定的各种实习考核任务,完善实习手册,归还所借的医院物品。实习组长作为代表向医院护理部领导汇报实习工作情况,听取护理部领导对整体实习工作的反馈和建议,最后感谢医院领导对临床实习提供的所有帮助。

良好的礼仪修养为实习护士临床实习工作画上了句号,同时也为未来的职业生涯拉开了序幕。

随堂测试

课后讨论

实习护士小王初到消化科病房实习,病房里的患者们看到小王是新来的,担心她穿刺技术不好,都不愿意让小王给自己输液。如果你是小王,你如何通过与患者的有效沟通,让患者愿意配合自己进行静脉输液穿刺呢?

(王淑芳)

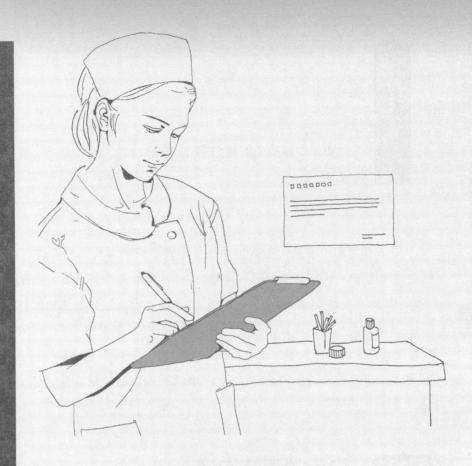

第九章　语言和非语言
——架起沟通的"桥梁"

学习目标

1. 掌握语言美在护理工作中的重要性。

2. 熟悉护理工作中非语言沟通的表现形式。

3. 了解护理工作中非语言沟通的含义、特点和作用。

4. 养成良好的语言和非语言沟通素养,在护理岗位上构
建融洽的沟通氛围、和谐的护患关系。

PPT 课件

思维导图

预习任务

MOOC 预览《护理礼仪与人际沟通》在线课程：第 8 周课程。

人际沟通过程中根据沟通运用的载体不同分为语言沟通和非语言沟通两种方式，在沟通过程中，人们通常以语言沟通为主，以非语言沟通为辅。语言是传递信息的第一载体，是一种重要的行为表达方式，是人与人之间进行情感和信息交流的重要工具。非语言是相对于语言而言的，如同人际交往的"润滑剂"，使沟通变得生动、形象，富于情感。两者在人际沟通中发挥着不可替代的作用，在临床工作中，要恰当地应用语言与非语言沟通技巧，提高护患、医护之间的沟通质量，讲好中国护患故事，不断提升护理工作质量。

第一节　护士的语言沟通

苏联诗人马雅科夫斯基说："语言是人类力量的统帅。"语言能够征服人的心灵，是人类文明的标志。离开了语言，任何深刻的思想、丰富的内容以及美好的设想，都无法表达。语言的表达是艺术，并且需要技巧，它是声音和语义相结合的符号系统。护理工作中的语言沟通技巧能体现护士的综合能力，是护士综合素质的表现形式之一。

一、语言沟通的概念

语言沟通是指沟通者出于某种需要，以语言文字为媒介，进行信息传递、表情达意的一种沟通方式。

二、语言沟通的表现形式

语言沟通分为书面语言和口头语言两种方式，其中口头语言的运用更为广泛。

（一）口头语言沟通

口头语言沟通是指人们运用口语或有声语言进行的信息沟通。最常见的口头沟通方式就是人与人之间的交谈，此外还有会议、电话、讲课、演讲、讨论等诸多形式。

口头语言沟通的优点：双向沟通、亲切、速度快、反馈及时，可通过语音、动作等辅助增强沟通效果。缺点：仅适用于小范围的信息交流，受时间的限制，要求沟通双方在时间上必须一致，准备如果不够充分，可能会造成信息的遗漏或错误的理解，而且大多数的口头沟通没有记录，事后难以查证，既不利于信息的传播，也不利于信息的储存。

（二）书面语言沟通

书面语言沟通是指人们运用无声的书面文字为载体进行的信息沟通。如信函、文件、公告、通知等。书面语言沟通具有如下特点。

1. 保存时间长　书面语言沟通的双方，即发送者和接收者，都能对沟通的信息长期保存。如果对沟通内容有疑问，可以查询核实。发生纠纷时还可以作为法律依据，具有可视性。

2. 传播范围广　书面语言沟通的载体为纸张、电子存储设备等，可以复制、传播，不受时间、空间的限制，能够大范围、大规模传播，甚至可以跨地区、跨时间传播和交流。

3. 内容逻辑性强　相对于口头语言沟通而言，书面语言沟通是有计划、有准备、有目的的，是经过加工创作而成的。因此，书面语言沟通更加周密，更具有逻辑性和条理性。

三、护理工作中的语言沟通

护士与患者进行语言沟通时较多运用口头语言沟通中的交谈、宣教等方式传递信息、交流思想情感。护患语言沟通具有信息交流、心理保健、协调人际关系和工具性等作用。在护理实践中，护士通过与患者的语言沟通，可以更直接、更迅速、更广泛地获取信息、传递和交换信息。比如向患者采集病史、了解病情，对患者进行健康宣教等。患者通过向护士表达自己的情感，缓解内心紧张、焦虑的情绪，释放压力，得到护士的理解和同情，从而获得精神上的安慰，呈现良好的心理状态。通过语言沟通，可使护患双方交换信息、观点、意见和建议，增进双方的了解、协调护患关系。语言沟通对于沟通的主体护士和患者来说，在许多情况下是为了进行有医疗目的的专业性沟通，比如一些护理原则、注意事项等，具有工具性作用。

（一）护理工作中口头语言沟通常见类型

在护理工作过程中,护士需要通过交谈去收集资料、核对信息、实施心理护理、进行健康指导、征求意见等,还需要与医生、医技人员、患者家属等进行交谈以完成护理任务,达到护理目标,可以说护患交谈中恰当的语言交流贯穿于护理工作的始终。

1. 鼓励性语言沟通　常用于病情较重且预后较差的患者,帮助他们面对现实,增强战胜疾病的信心和勇气。护士根据患者的不同情况,帮助患者树立信心、坚定意志、振奋精神、放下包袱、积极配合治疗。

2. 疏导性语言沟通　主要用于有心理问题的患者。护士在护理工作中应用疏导性语言能使患者倾吐心中的苦闷和抑郁。

3. 解释性语言沟通　患者或家属提出问题时,护士应根据具体情况,给予恰如其分的解释。

4. 劝说性语言沟通　患者行为不当时,护士采取的一种语言表达方式。如患者在病房内吸烟,如果护士采用简单的命令式或斥责性语言,患者从心理上恐怕难以接受,但如果采用劝说性语言,向患者讲清楚吸烟的危害及对疾病治疗的影响,患者就比较容易接受。

5. 指导性语言沟通　医生、护士除了为患者治疗疾病以外,还要对服务对象进行健康教育,以帮助他们形成有益于健康的行为和生活方式,从而达到增强体质,预防疾病的目的。当患者不具备医学知识或者缺乏医学知识时,护士将与疾病和健康保健有关的知识或操作技能教给患者,使其配合医护人员的工作以达到康复目的的一种语言表达方式。

（二）护理工作中口头语言沟通的基本素养

现代护理模式要求护士运用心理学、社会学的有关知识对患者实施全方位的护理,其中语言的作用就越发显得重要。语言能治病也能致病,护士的语言如果能针对患者的不同心理特点,诚恳体贴,对患者可以起到药物所不能起到的良好作用。反之,若语言运用不当,则可能成为导致疾病发作或病情加重的因素。所以,护士在语言沟通中应具备一定的素养。

1. 讲礼貌　礼貌语言是文化修养和精神文明的反映,护士礼貌用语反映护士的素质和修养。讲礼貌是同患者谈话的最基本态度,这不仅反映护士的职业素质,而且也是尊重患者的表现。在护患沟通过程中要将对患者的尊重、真诚、友好放在第一位,平等待人。语言沟通的过程中,要尊重患者,不伤害患者的自尊心,要熟练应用礼貌用语。如称呼患者要用尊称,如"李大爷""张阿姨"等,而不能称呼"2 床""6 床"等。礼貌用语加上温馨的语音,使人感觉亲切自然,富有感染力。

2. **语言规范**　护士在语言沟通中应注意语言的规范性。护士的语言要发音纯正,吐字清楚,言简意赅,用词朴实、准确,语法规范、精练,要有系统性和逻辑性。尽量使用口语化语言,避免因使用患者难以理解的医学专业术语而使患者产生误解。与患者沟通时,尽量避开敏感的话题,不要对其病情妄加评论,以免加重患者的心理负担。科学性是护患之间语言沟通的基本要求,护士向患者及家属进行解释、指导、健康教育等活动中,其内容必须是正确的,不得有任何错误和偏差。

3. **富于情感**　语言沟通时用情感性语言代替客观性语言,要用友善的态度和患者交流,使患者心情舒畅。如称呼患者可单纯从职业角度出发,直接称呼患者的姓名;也可以改变一下自己的角色,以朋友、晚辈或长辈的身份称呼患者。护士在与患者交流中要以真心诚意的态度和"以患者为中心"的原则,从爱心出发,加强与患者的情感交流。与患者交流时,应力求语言文雅、语音温柔、话语亲切、态度谦和、有同情心,使患者感到亲切,成为患者可信赖的人。

4. **注重方式**　跟不同年龄、不同文化素养的患者交流时,应采用不同的语言内容及不同的表达方式以求恰到好处地适合不同层次的患者特点。如与了解一定的医学知识或文化层次较高的患者交流时,可以使用医学术语。如与不懂医学常识或来自农村的患者交谈时,则应避免使用医学术语,与这样的患者交流时,语言要简单、通俗易懂。与老年人交谈时,应尊重谦和,多用敬语。与儿童患者交谈时,应尽量用孩子能理解的语言。

5. **委婉性**　在临床工作中,要注意语言的委婉性。如果要向重症患者告知疾病情况时,要注意使用委婉性语言,不能过于直接地表达以免刺激患者。要重视心理暗示的作用,培养与患者共情的能力,设身处地为患者着想,语气上尽量委婉、含蓄。

6. **艺术性**　语言的艺术性可以体现出语言的魅力,是对语言的最高要求。护士良好的语言修养,与其文化知识修养、思想道德修养、认知能力和驾驭语言文字的能力密不可分。艺术性的语言,使患者听后感到亲切、自然,易于接受,不仅可以拉近医护人员及其家属的距离,还可以化解护患之间的矛盾。所以,护士应注意自身语言的修养,注重语言沟通的艺术性。

(三)护理书面语言沟通的常见类型

1. **护理文书**　护理人员在护理活动中形成的文字、符号、图标等资料属于护理文书,是护理工作的全面记录,是进行诊断、抢救、治疗和护理的科学依据,是医疗纠纷法律责任判断的重要佐证,体现了护理质量和护士的业务素质。护理文书包括体温单、医嘱单、护理记录单、病室交班报告、护理病历、特殊护理操作知情同意书、手术护理记录单等。

2. **护理管理应用文**　是医疗机构及医务工作者在日常工作、生活中处理公务、办

视频:如何劝说吸烟的家属

视频:如何劝阻患者在病房使用大功率电器

视频:护士指导患者正确进行有效咳嗽

第一节　护士的语言沟通

理事务的过程中用来传递信息、交流情况、沟通协调的具有规范体例的一种书面沟通形式。

3. 护理科研论文　是护理经验或护理科研成果的书面表达形式,是护理研究的重要组成部分。

(四)护理书面语言沟通的要求

1. 及时性　护士在填写交班报告或护理病历等护理文件时,要及时准确,不得提前填写或推后补写。因抢救时间紧急,未能及时书写记录的(如抢救中的临时用药),值班护士应在抢救结束后规定的时间内,与医师核对,进行准确、完整、详细的记录。

2. 规范性　护士书写护理记录时,既要遵守通用文字书写的一般规范性,又要符合专业书写的特殊规范性。

3. 准确性　护士必须以严肃认真、高度负责的工作态度对待护理工作,必须真实可靠、准确无误地记录各种护理文件,不能主观猜测和臆断。

4. 科学性　护士书写护理文件时,应严格遵循护理专业本身的科学性,做到实事求是、客观真实、及时准确;切忌先入为主、无端猜测;对记录的数据要反复核对。

第二节　护士的非语言沟通

情景导入

> 小王是新上任的护士长,平时工作积极主动,办事效率高。这天小王刚上班,电话铃就响了,小王一边接听电话一边记录,这时患者老李走到护士站,想要询问自己的病情,而小王接完电话后又往外拨电话。好不容易等到小王打完电话,老李准备和她讲话,她头也不抬,一脸严肃地问他有什么事,老李刚要回答,小王却又忙着接听下一个电话了。
>
> 工作任务:
> 小王在对待老李的事情上有何不妥?如果你是小王,你会如何处理?

一、非语言性沟通的概念

非语言沟通是指伴随着沟通的一些非语言行为,如面部表情、身体姿势、声音(音色、音调、音量)、手势、抚摸、眼神交流和空间等。采用非语言沟通的方式将信息无声地、持续地传递给对方,可以起到辅助表义、强化感情的作用,有时甚至是语言所不能替代的重要沟通方式。

加利福尼亚大学洛杉矶分校的心理学教授艾伯特·梅拉比安通过系统的研究发现,沟通=说话内容(7%)+语言语调(38%)+肢体语言及表情(55%),除说话内容占7%属于语言沟通之外,其余93%均属于非语言沟通。由此可见,非语言应用在人际沟通中占有举足轻重的位置。

二、非语言沟通的作用

非语言沟通在临床护理工作中有着不可替代的作用,护士可运用非语言沟通的技巧与患者进行有效沟通,从而了解更多有关患者的健康状况、心理感受等方面的信息,来更好地满足患者的需求。

在某些特殊的护理情境中,非语言沟通或许是唯一的沟通方式,是获取信息的重要途径。在护理工作中非语言沟通有以下作用。

1. 表达情感 非语言侧重于传递情感和情绪。在护患沟通中,有时由于疾病的影响或在特定环境下,患者与护士只能通过非语言沟通信息。如患者通过紧皱眉头、唉声叹气,表达内心的恐惧和痛苦。

2. 验证信息 非语言可以起到验证和确认人际互动中的语言信息的作用。如医护人员在观察患者时,可通过比较其语言和非语言信号表达的信息是否一致来掌握其真实的心理状况。

3. 调节互动 非语言沟通可调节人们相互间信息的传递,以维持和促进沟通的进行。护士与患者及其家属沟通时,存在着大量的非语言暗示,如点头、皱眉、降低声音、靠近和远离对方等,都传递着一些不必开口或不便明说的信息,调节着双方的互动行为。例如,当护士向患者做健康宣教时,患者目光与护士对视并频频点头,说明患者在专注地听,护士可把握时机继续宣讲。沟通双方诸如此类的互动行为,经常不需用语言表明,而靠非语言暗示来传递信息。

4. 补充替代 在特定环境、场景下,非语言沟通可替代语言使沟通双方获得信息。如在抢救患者时,医护人员通过目光、点头等非语言方式进行沟通,获得配合治疗的信息。这时的非语言符号代替了语言所表达信息。但是这种替代是有条件的,必须是同样文化氛围或是普遍被人们认同的规则下才能应用,反之则会影响沟通效果。

5. 显示关系 每条沟通信息总是由内容含义(说什么)和关系含义(怎么说)相结合而成。内容含义多用语言表达,关系含义则较多地依靠非语言形式呈现。例如,护士靠近患者坐着,这种交谈方式显示了双方平等的关系;但是如果护士站着对躺着的患者说话,则显示了护士对患者的控制地位。

三、非语言沟通的表现形式

非语言沟通表现形式的划分涉及非语言符号的分类。有些非语言符号来自沟通者的面部表情和身体姿势,有些来自空间距离和环境,还有些来自相互接触抚摸等,有些是动态的,有些是静态的。根据非语言符号的不同来源,将非语言沟通的表现形式概括为动态语言、静态语言、类语言、辅助语言四大类别。

(一) 动态语言

动态语言是指沟通双方在交往时,除了有声音语言之外,由身体各部位发生的各种各样的肢体动作。这些姿势使沟通更加形象、具体。

1. 目光 人们常说,眼睛是心灵的窗户。美国作家爱默生说"人的眼睛和舌头所说的话一样多,不需要字典,也能够从眼睛的语言中了解整个世界。"可见,目光是传递信息的一种非常重要的沟通途径和方式。

护士与患者沟通时,要学会使用目光表达不同的信息、情感和态度。护士通过与患者的目光接触,能给患者以安慰和鼓励,表示尊重对方并愿意去听对方的讲述、了解对方的满意度、对对方的谈话是否感兴趣、还有没有继续沟通的必要性等。所以在交流过程中,是否善于利用目光参与听和讲,直接影响到沟通的效果。运用目光语时应考虑目光投射的部位、角度、时间等。

2. 微笑 是人类所独有的微妙的体态语。微笑时,眼睛要注视对方,由内心发出真诚、自然、适度、适宜的笑容。在护患沟通中,护士面带微笑,既可美化自身形象,也可缓解患者的紧张、疑虑心理,让患者感受到尊重、理解、温馨和友爱。

3. 手势 可用来强调和澄清语言所要表达的信息,具有应用广、内容丰富、表现力强的特点。人际沟通中手势的使用频率很高,变化形式多,没有固定模式,在沟通中一般因人、因事、因情而灵活应用。根据沟通的意境不同,手势分为情意手势、象征手势、指示手势、象形手势。

(1) 情意手势:是用来表达感情的一种手势动作,它使抽象的感情更加形象化、具体化。如拍手鼓掌表示热烈欢迎或衷心感谢,摇手表示拒绝或否定,挥拳表示愤怒或抗议,搓手则表示焦虑或恐惧。对于痛苦绝望的患者,护士若能轻轻地握住患者的手,则能够给予患者心理上的安慰和精神上的支持。

(2) 象征手势:象征手势主要表达较为复杂的情感和抽象的概念,有特定的所指,也带有普遍性。常用的象征手势包括"O"形手势("OK"手势)、"V"形手势(胜利手势)、拇指手势和小指手势。

(3) 指示手势:指示手势是指用以引导来宾、指示方向或物品位置时的手势。常用的有引导手势、方位手势、位置手势、致意手势、介绍手势。

（4）象形手势：用手势来描述事物的形状，引起听众注意，使对方对自己所描述的事物有一个具体而明确的印象。如用手比画物品的大小、形状；用手臂伸展比画长短、高低等。

4. 首语　是指靠头部的活动来表达信息的形式，是人们经常使用的一个动作姿势，往往能简洁明快地表达人们的意图。首语包括点头、摇头、仰头、低头等。

5. 触摸　是指通过人与人之间的皮肤接触来表达情感和传递信息的一种非语言沟通形式，包括搀扶、依偎、握手、拥抱、亲吻等。其所传递的信息是其他沟通形式不能取代的。

（二）静态语言

静态语言是相对动态语言而言的。在人际交往中，交往双方的衣着、妆容、人际距离、空间位置、环境等都处于相对静止状态中，对沟通起着关键性的作用。静态语言包括仪容仪表、环境布置、空间效应、时间控制等。

1. 仪容仪表　包含服饰、皮肤和头发，它是一种无声的语言，通过它既可以表现自己，也可以充分了解别人。在护理工作中，护士得体的服饰既能为患者带来视觉上的美感，也能为患者带来心理上的安全感，并体现护士对患者的尊重和重视。护士应按医院要求统一规范着装，保持衣服的清洁，一旦污染应及时更换，重视面部、四肢、头发的修饰，可以化淡妆，给患者良好的第一印象。

2. 物理环境　非语言沟通涉及的物理环境包括房间结构、室内布局、适宜的温度和湿度、适时通风、绿化采光等。在整洁、优雅的环境中生活和工作，不仅让人感到舒适、愉悦，还会让人精神放松，有益于身心健康。护士要创造良好的医疗环境，以满足患者治疗和康复的需求。

3. 空间效应　又称界域语，是指交际双方之间以空间距离所传递的信息，是一种重要的非语言艺术表现形式，包括四种空间距离。

（1）亲密距离：是人际交往中的最小间隔，即人们常说的"亲密无间"。距离在 0~0.5 m，只有在夫妻、伴侣或极亲密的好友间才适合选择此种人际距离。

（2）个人距离：一般在 0.5~1.2 m，此种人际距离通常适用于熟人、朋友、同事之间。

（3）社交距离：一般在 1.2~3.5 m，这种人际距离常用于一般的社交场合，体现出礼节性。在护理工作中，对敏感病人或异性病人，可采用此种社交距离，以减轻对方的紧张情绪。

（4）公众距离：一般在 3.5 m 以上。此距离属于能容纳一切人的开放空间，这时若进行沟通往往是单项的,如演讲、开大型会议,发言人和听众之间常为公众距离。

研究表明,个体周围都有一个属于自己的个人空间,犹如自己身体的延伸,人际交往只有在这个空间恰当的限度内才会显得自然。一旦冲破这个限度,就会使交往双方或某一方感到不自在甚至不安全,从而影响人际交往。但这种交往空间不是固定不变的,它具有一定的伸缩性,这依赖于具体情境,如交谈双方的亲疏关系、文化背景、性格特点等。护理人员在工作中,要熟悉掌握人际距离应用原则,根据不同情境需求选择适宜的空间距离,以达最佳的沟通效果。

(三)辅助语言

辅助语言是指伴随话语而出现的音调高低、音量大小、节奏快慢、抑扬顿挫,甚至停顿、犹豫等非语言信息,对语言具有一定影响力,可展示个性与感情,突出重点、渲染气氛。

1. 语速 指说话的速度。说话语速较快,给人以充满活力和热忱的印象,并且能够吸引听众的注意力;说话速度较慢,可以给人认真、权威和思虑周密的良好印象。

2. 语调 即说话的腔调,恰当自然地运用语调,是顺利交往和沟通成功的条件。

3. 音量 指的是说话声音的高低程度。比如一句简单的口头语"真棒",当音调较低、语气肯定时,"真棒"表示由衷的赞赏;而当音调升高、语气抑扬,则完全变成了刻薄的讥讽和幸灾乐祸。

4. 语气 指在语言表达过程中的情绪表现。护士在与患者沟通时,要注意说话的语气,切忌用高人一等、满不在乎、漫不经心的态度和命令式、惩罚式的语气。

(四)类语言

类语言是一种伴随性语言,包括咳嗽、呻吟、叹息、笑声、哭泣等。患者的类语言可以传递病情变化的信息,提醒医护人员正确进行医疗和护理活动。如患者呻吟表明身体不适,哭泣说明伤心或遇到难题。同样医护人员的类语言也可以为患者提供信号。如护士为患者介绍病情时,如不自觉地发出叹息声"唉……"患者会认为自己的病情很重,从而增加心理负担。

四、护理工作中的非语言沟通

(一)与门诊患者的非语言沟通

作为门诊接诊护士,应做到仪容仪表规范、面部表情温和、目光热情亲切、站姿稳重优美、指示手势明确清晰。

（二）与急诊患者的非语言沟通

面对急诊患者,护士应该以严肃认真的表情,耐心和蔼的态度、沉着冷静的处理,配合医生全力以赴开展抢救,动作要轻、快、稳,以求尽快挽救患者生命。

（三）与住院患者的非语言沟通

医院的物理环境要温馨安静、整洁舒适、适时通风、采光良好。接待新入院的患者护士热情的态度,微笑的表情,消除患者刚入院的陌生感。护理操作时护士轻柔的动作、娴熟的护理技术给患者以安全感和信赖感,帮助患者树立战胜疾病的信心。得知患者出院的消息,护士洋溢着灿烂的笑容,真诚的祝贺患者;患者离开时,护士送上一段距离挥手告别,使患者感受到浓浓的护理温度。

（四）与特殊患者的非语言沟通

1. 与儿童患者的非语言沟通　在儿科,应尽可能摆放一些儿童喜欢的装饰物和图片、贴画玩具、儿童读物等,护士着装要活泼、美观、合体、清洁,避免单一色彩和款式,尽量迎合儿童心理;在与儿童交往时,可考虑多使用手势语,如教儿童使用床头铃,可先给他示范怎么操作,并让他自己尝试操作等。

2. 与老年患者的非语言沟通　与老年人沟通要更具表现力和亲和力,尽量把病房布置得具有家庭氛围,病床高度以坐在床沿脚能着地为宜;与老年人交流时,尽量选择坐位(或蹲位),投以关注的目光、微笑的表情,以示对老年人的尊重。

3. 与传染病患者的非语言沟通　与传染病患者交流时要善于使用非语言沟通技巧,如在采集病史时,患者可能隐瞒病情,护士应以支持、放松的目光和微笑鼓励患者讲述实际病情;如患者出现烦躁不安、大发雷霆或拒绝治疗及护理时,护士最好采取适时沉默与耐心倾听相结合的方式,使患者的情绪得到释放;在与患者进行沟通时要注意在适当的范围内对患者实施触摸行为,如握手、拍肩,这对于具有传染性、饱受歧视的传染病患者来说是非常重要的;要善于使用热情、亲切的目光语,给传染病患者以鼓励和支持。

随着现代护理学的发展,人们对护理服务质量的要求越来越高,这使护患沟通在整体护理中也越来越重要。护理工作是与人交往的工作,护士不但要有精湛的技术,还要熟悉、了解所接触的每一位患者,通过语言和非语言沟通,与患者建立感情上的沟通,架起沟通的桥梁。

课后讨论

你赞同下面场景中护士小李还是护士小王的做法？为什么？

随堂测试

场景:张女士,48岁,孕39+5周,因见红入院,有规律宫缩10 min一次,医嘱入待产室检查。

护士小李接到医嘱后,到病房通知产妇自行入待产室,在楼道亦多次催促快走。进入待产室后,告知患者褪去裤子上检查床,便离去。

护士小王接到医嘱后,推轮椅到病房协助患者入待产室,并嘱其在阵痛间歇做深呼吸。进入待产室后,更协助患者褪去裤子鞋袜上检查床,并在旁握着患者的手,为其擦汗。

（王　娟）

122

第九章　语言和非语言——架起沟通的「桥梁」

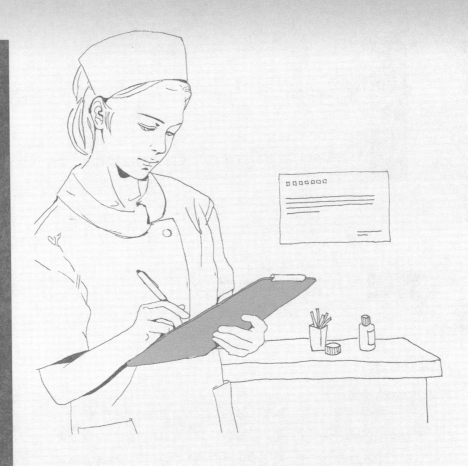

第十章 护理人际关系
——"和谐、协作、团结"

学习目标

1. 掌握护患关系、医护关系的基本模式；促进护患关系、医护关系、护际关系的方法。

2. 熟悉护患关系的特征、护患关系发展过程。

3. 了解影响护患关系、护士与患者家属关系、医护关系、护际关系的因素。

4. 培养尊重友善、互助和谐、团结协作的职业品质，在护患关系、医护关系和护际关系中尊重患者、团结同事、互帮互助、密切协作，在护理岗位上营造温馨和谐的人际氛围。

PPT 课件

思维导图

预习任务

MOOC 预览护理礼仪与人际沟通在线课程：第 9 周课程。

第一节　和谐的护患关系

情景导入

　　手术室内，患者王女士躺在手术床上，左臂外展并被固定在搁手板上，相比于身体上的不舒适，在乳腺肿块被送去做"快速病理"后她的内心更是煎熬：希望等待的半小时快点过去却又希望时间就此停滞。巡回护士小田发现王女士的手臂在细微地颤抖，她细心地将患者的手臂盖好，突然她的手被王女士紧紧握住，小田有些诧异，随即释然，便也紧紧握住王女士的手以示鼓励。此时病理科的结果送回来了，是良性肿瘤，小田感到王女士整个人一下子放松了下来！

　　工作任务：

　　1. 体会患者王女士的心理感受。

　　2. 讨论影响护患关系发展的因素。

一、护患关系的含义

　　护患关系是指在医疗护理实践活动中，护理人员与患者之间确立的一种人际关系，是护理人际关系的核心内容。护理人员一方可以是护理员、护士、护士长或护理部主任,而患者一方可以是患者及其家属、陪护人、监护人、患者所在的单位,甚至社会媒体和公众舆论。

二、护患关系的性质与特点

护患关系除了具有一般人际关系的特点外,还具有自身的性质和特点。

1. 护患关系是帮助系统与被帮助系统的关系　帮助系统是指能够用技术为病人提供医疗护理服务的系统,包括医生、护士、辅诊人员以及医院的行政管理人员等;被帮助系统包括患者、患者家属、亲友和同事等。帮助系统的作用是为患者提供服务,履行帮助职责;被帮助系统则是寻求帮助,满足需求。护理人员与患者的关系不仅仅是单个护士与患者之间的关系,还是两个系统之间关系的体现。因此,任何一个护理人员的工作态度、责任心都会影响患者对护理质量的整体评价。

2. 护患关系是专业性的互动关系　护患关系不同于一般的社交性人际关系,它是为了解决特定的医疗护理问题,为了完成特定的专业任务而建立和发展起来的专业性互动关系。这种互动不仅仅限于护理人员与患者之间,还表现在护理人员与患者家属、亲友和同事等社会支持系统之间,是一种多元性的互动关系。因此,互动双方的个人背景、情感经历、教育程度、性格特征、对健康和疾病所持的观点等均会影响相互间的看法和期望,影响护患关系的建立与发展。

3. 护患关系是治疗性的工作关系　治疗性关系是护患关系职业行为的表现,是一种有目标、需要认真促成和谨慎执行的关系,带有一定的强制性。无论是否愿意,也无论患者的身份、职业和个人素质如何,作为一名帮助者,有责任与患者建立良好的治疗性关系,以利于患者疾病的治疗和恢复健康。

4. 护士是护患关系后果的主要责任者　作为护理服务的提供者,护士在护患关系中处于主导地位,其言行在很大程度上决定着护患关系的发展趋势。由于护理人员与患者所处的地位、环境、利益不同,其价值观、文化修养也不尽相同,在交往过程中可能会产生冲突、发生矛盾。一般情况下,护士是护患关系向积极方向发展的推动者,也是护患关系发生冲突时的主要责任承担者。

5. 护患关系的实质是满足患者的需要　护士通过提供护理服务满足患者需要,是护患关系区别于一般人际关系的重要内容,从而形成了在特定情景下护患之间的专业性人际关系。

三、护患关系的基本内容

护患关系的内容可以归纳为技术关系和非技术关系两个方面。技术关系是指患双方在诊疗、护理技术活动中的行为关系。在技术关系中护士起主导作用,是服务的主体;患者是被服务对象,是服务的客体。非技术关系是指护患双方由于社会的、心理的、经济的等多种因素的影响,在实施护理技术过程中所形成的道德、利益、价值、法律和文化关系。

1. 道德关系　是非技术关系中最重要的内容。由于护患双方所处的地位、利益、文化水平、道德修养等不同,在对待护理技术活动及行为方式的理解和要求上存在着一定差距,护患双方会产生各种各样的矛盾。为了协调矛盾,双方都必须按照一定的道德原则和规范约束自己的行为,尊重对方的人格、权力和利益,结成良好的道德关系。

2. 利益关系　是指护患双方在相互关心的基础上发生的物质利益和精神利益的关系。

3. 价值关系　在护理活动中,护患双方相互作用和相互影响,都在实现或体现着各自的价值而形成了价值关系。护士运用医学、护理学知识和技能为患者提供优质服务,帮助患者解除病痛,恢复健康,为患者及社会做出贡献,这就是护士的价值;同样,患者恢复健康后重返工作岗位,对他人及社会做出贡献,也同样实现了个人的社会价值。

4. 法律关系　在护理活动中护士施护和患者就医既受法律保护又受法律的约束,在法律范围内行使各自的权利与义务,形成了法律关系。

5. 文化关系　在护理活动中,护患双方可能存在不同的文化背景的差异,包括信仰、宗教、风俗、生活习俗等方面,彼此应相互尊重、相互体谅,这对建立良好的护患关系是十分重要的。

四、护患关系的模式

1. 主动-被动型　也称为支配-服从型模式。此模式受传统的生物医学模式的影响和限制,将患者视为简单的生物体,忽视了人的心理和社会属性,将治疗疾病的重点放在了药物和手术治疗方面。此模式关系的原型为母亲与婴儿的关系。模式的特点是"护士为患者做治疗",在此模式中,护士常以"保护者"的形象出现,处于专业知识的优势地位和治疗护理的主动地位,而患者则处于服从护士处置与安排的被动地位。此模式过分强调护士的权威性,忽视了患者的主动性,因而不能取得患者的主动配合,严重影响护理质量。在临床护理工作中,此模式主要适用于无法表达主观意愿、不能与护士进行有效沟通交流的患者,如昏迷患者及某些精神障碍、认知障碍患者。

2. 指导-合作型　是近年来在护理实践中发展起来的一种模式,也是目前护患关系最常用的模式。此模式将患者视为具有生物、心理、社会属性的有机整体。此模式关系的原型为母亲与儿童的关系。模式的特点是"护士告诉患者应该做什么和怎么做",在此模式中,护士常以"指导者"的形象出现,根据患者病情制定护理方案和措施,对患者进行健康教育和指导;患者处于"配合护士要求"的被动地位,根据自己对护士的信任程度有选择地接受护士的指导并与其合作。此种模式中患者虽然有一定的主动性,但仍没有发挥患者主动战胜疾病、增进健康的主导作用。在临床护理工作中,此模式主要适用于急性期和手术后恢复期患者,以及对疾病的诊疗和护理了解不多,需要依靠护士的指导以更好地配合治疗的患者。

3. 共同参与型　是一种双向、平等、新型的护患关系模式。此模式以护患间平等合作为基础,强调护患双方具有平等的权利,共同参与护理措施的决策和治疗护理过程。模式关系的原型为成人与成人的关系。模式的特点是"护士积极协助患者进行自我护理",在此模式中,护士常以"同盟者"的形象出现,为患者提供合理的建议和方案,患者主动配合治疗护理,积极参与护理活动,双方共同承担风险,共享护理成果。在这一模式中,患者除了配合护士的工作外,还可参与到有关自身疾病的治疗和护理决策之中,提出适合自己身心状态的护理措施,可使患者在疾病的诊疗和护理中,发挥其主动性,更好地树立信心,逐步恢复独立处理自己生活的能力。此模式主要适用于具有一定文化知识的慢性疾病患者,他们对自身健康状况有比较充分的认识,把自己看作战胜疾病的主体,有强烈的参与意识。

在实际的医疗护理活动中,以上三种护患关系模式在临床护理实践中并不是固定不变的,护士应根据患者的具体情况、病程的不同阶段,选择适宜的护患关系模式,以达到满足患者需要、提高护理水平、确保护理服务质量的目的。如因昏迷而入院治疗的患者,是不可能让患者参与护理计划的制定或主动配合的,只能采取主动-被动型护理模式;随着病情的好转和患者意识的恢复,可逐渐转为指导-合作型模式;患者进入康复期时,适宜的模式应该是共同参与型。护士还应充分认识到在护理活动中,护患双方都具有主动性。护士制定具体的护理方案、措施,指导患者掌握有关缓解症状、促进康复的方法;而患者应向护士提供与疾病有关的信息,对护理方案、措施提出建议与意见并主动配合护士的工作。

五、护患关系的发展过程

护患关系的发展是一个动态的过程,一般分为初始期、工作期和结束期三个阶段。各期的长短取决于护患间的相互作用及其目的,三个阶段相互重叠,有各自的工作重点。

1. 初始期　亦称熟悉期,当患者为寻求专业帮助而与护士接触时,护患关系就开始建立了。初始期是护士与患者的初识阶段,也是护患之间开始建立信任关系的时期。此期主要任务是建立信任感和确认患者的需要。护士以真诚的态度向患者做自我介绍,解释说明自己所负责的护理工作,让患者感受到被尊重。在此阶段,除了取得患者的信任之外,护士还需收集患者的健康资料,准确找出患者的健康问题,并鼓励患者积极参与互动,为后续开展工作做好准备。此阶段护士端庄的仪表、良好的言行和态度有利于良好护患关系的建立。

2. 工作期　此期主要的任务是在彼此信任的基础上,帮助患者解决已确认的健康问题,满足患者的需求,也是护士为患者实施护理、患者接受治疗和护理的主要时期。当护士已收集到患者的健康资料,开始为患者制订护理计划时,工作期便开始了。此阶段护士的知识、能力和态度是保证良好护患关系的基础。

3. 结束期　经过治疗和护理,患者病情好转或基本康复,已达到预期目标,可以出院休养,护患关系即转入结束期。此期工作重点是与患者共同评价护理目标的完成情况,并根据尚存的问题或可能出现的问题制订出院计划和康复计划,保证护理的连续性,愉快地终止护患关系。

六、护患关系的影响因素

建立良好的护患关系是护理工作的一个重要组成部分。在所有医务人员中,护士与服务对象接触的机会最多,关系也最为密切,护患之间发生争议的机会也相对增多,对于这些矛盾或冲突,必须认真分析其产生的原因及影响因素,有针对地加以解决。从护患双方的角度分析,影响护患关系的因素主要为以下五方面。

1. 角色模糊或定位不当　指护士或患者,对自己所承担的角色行为标准认识不清、或缺乏了解而呈现的状态。护患关系的关键是双方对关系的角色期望及定位是否准确,护士或患者在诊疗护理过程中的角色模糊或定位不当,会造成双方不完全理解对方的权利及义务而产生护患冲突。例如,有些患者对自己角色的定位不当,加上缺乏基本的医学护理常识,对护士的治疗及护理过程不理解,会提出不符合医学护理规律的要求,使护士感到十分为难,而患者由于需求无法满足而与护士发生冲突。

护患关系在建立及发展过程中,双方对自身或对方的角色功能特征理解不一致,期望值不同,当对方的言行不符合自己的期望时,护患关系容易出现障碍。例如有些患者过分关注自己的疾病,强烈的康复愿望使他们关注诊疗护理过程的每个细节,并向护理人员咨询大量的问题。因患者与护理人员的知识不对等,这些问题对护士来说既烦琐又无实际意义,因而对患者的提问缺乏耐心,表现为懒于解释或简单应付,使患者产生不满而导致护患冲突。又如,有些患者长期受病痛的折磨,出现一系列负性心理变化过程,如焦虑、愤怒、孤独、悲伤等,进而产生将不良心理外向投射的心理倾向,表现为对护理服务工作十分挑剔,求全责备,甚至将社会对护士的偏见带入护患关系,严重影响护士应有的职业及人格尊严。再如,有的护士对自己角色的权利及义务认识不足,对患者缺乏应有的关注,忽视患者的个性,对患者不信任,处于单向支配状态,甚至伤害患者的自尊心等,同样是导致护患冲突的重要原因。

2. 责任冲突　护患之间的冲突表现在两个方面:一是健康问题该由谁承担责任,二是改变健康状况该由谁承担责任。如一位脑出血导致右侧肢体瘫痪的患者正在接受针灸、理疗等康复治疗,护士要求家属协助患者多做下肢功能锻炼。但患者说自己下肢无力,无法活动。此例中患者未能承担为改善自己健康状况而应尽的责任,只想单纯依靠治疗解决问题。

3. 权益差异　要求获取安全、高质量的健康服务是每个患者的正当权益。但由于患者大多缺乏相应的专业知识,且由于病痛的影响,部分或全部丧失了自理能力,因此,难以依靠自己的力量而不得不依靠医护人员来维护自身的权益。护士处于护患关系的主动地位,在处理护患双方的权益之争时,往往会倾向于偏向医院或医护人员的利益,忽视患者的正当权益,有时会以自己的服务态度及方式来"奖励"或"惩罚"患者。

随着社会的发展和生活水平的不断提高和法律制度的不断健全,人们的精神文化追求不断提高,个人的权益保护意识也不断增强。患者在疾病的诊治护理过程中,融入了更多的心理、精神因素和对环境要求的主动行为,越来越重视自己应享有的权利。患者自我保护意识的增强,要求医疗机构提高医疗护理服务质量,如果医护人员继续忽视患者的正当权益,不注重技术及心理的安全性,就会引发护患冲突。

4. 理解分歧　当护患双方对信息的理解不一致时,就难以进行有效的沟通,而这种理解的分歧,最终会损害护患关系。理解分歧主要是由于双方对同一事物的看法及认识不同。例如护士使用患者难以理解的专业术语与患者交流,或与患者沟通过程中所做的解释过于简单等,这些做法都会使双方因对事物的理解不同而产生沟通障碍。

理解分歧会严重影响诊疗护理过程,影响患者的康复。有些患者会因为与个别护士发生冲突而对医院的整体服务产生不满,甚至会对医疗护理的依从性下降,不同程度地影响诊疗护理进程及效果;有些患者及家属对医护人员产生过激行为,既影响医院的正常工作秩序,也会挫伤护士的工作积极性,直接影响护理服务质量。

5. 信任危机　信任是建立良好护患关系的前提和基础,而良好的服务态度、认真负责的工作精神、扎实的专业知识和娴熟的操作技术是赢得患者信任的重要保证。在工作中,如果护士态度冷淡或技术上出现了差错、失误,均会失去患者的信任,导致患者的不配合,甚至影响所收集资料的准确性等,严重影响护患关系的建立和发展。

七、建立良好护患关系的技巧

1. 明确护士的角色功能　护士应全面认识、准确定位自身的角色功能,认真履行角色责任和工作职责,使自己的言行符合患者对护士角色的期待。

2. 帮助患者认识角色特征　护士应根据患者的病情、年龄、文化程度、职业、个性等特点,了解患者对"新角色"的认识,分析影响患者角色适应的因素,努力帮助患者尽快适应患者角色,避免、缓解可能出现的角色不适。

3. 主动维护患者的合法权益　维护患者的权益是护士义不容辞的责任,护士应给予高度重视,主动维护患者的合法权益。

4. 减轻或消除护患之间的理解分歧　护士在与患者沟通时,应注意沟通内容的准确性、针对性和通俗性;根据患者的特点,选择适宜的沟通方式和语言;同时鼓励患者及时提问,以确保沟通的效果。

八、护士与患者家属的关系

(一)患者家属的角色特征

患者家属是护士与患者进行沟通和联络感情、调节护患关系的纽带,尤其是在护理特殊患者时,如婴幼儿、高龄、危重、昏迷、精神障碍疾病患者等。家庭成员患病后,其他成员的功能不得不重新调整,因此患者家属具有了新的角色功能。

1. 患者原有家庭角色功能的替代者　家庭成员患病后,其角色功能将部分或全部由其他家庭成员来替代。患者家属角色功能的迅速调整,对减轻患者心理压力、促进患者角色功能转换十分重要。

2. 患者病痛的共同承受者　疾病给患者家属带来一连串的痛苦心理反应,尤其是危重症或终末期患者的家属。对心理承受能力差的患者,医护人员常将患者的病情和预后先告知家属,此时家属先于患者承受精神上的打击。

3. 患者的心理支持者　家属是患者情绪保持稳定的重要因素。患者因患病而产生的焦虑、恐惧等心理问题,有时只有家属能够给予安慰和纾解。

4. 患者护理计划制订及实施的参与者　护理工作的顺利完成需要患者的积极配合与参与,但如果面临的是重症患者或儿童患者、精神障碍患者等而导致患者本人参与能力受限时,就需要患者家属的积极参与。

(二)护士与患者家属关系的影响因素

1. 角色期望冲突　家属常对医护人员期望过高,希望医护人员能妙手回春、药到病除,要求护士有求必应、随叫随到,而由于医学本身的局限性、繁重的护理工作等现实条件所限,护士有时难以满足患者家属的需要。

2. 角色责任模糊　表现为家属将照顾患者的全部责任推给护士,或个别护士将本应自己完成的工作交给家属。

3. 患者家庭经济压力过重　新技术、新药物的应用导致医疗费用不断升高,高额的医疗费用常常成为护患纠纷的导火索。

4. 违规探视与护理工作的冲突　为减少院内感染、保证医疗护理工作的正常进行,医院常限制患者亲友的探视,这种限制与社会习俗会产生一定的冲突。

5. 双方缺乏有效沟通　护士工作繁重,对患者家属的问题不能及时作答,以致影响彼此间的人际关系。

（三）护士与患者家属沟通的技巧

1. 尊重患者家属　护士应对所有患者家属给予尊重,主动、耐心地解答患者家属的健康咨询,并给予必要的帮助和指导。

2. 指导患者家属参与患者治疗、护理的过程　指导患者家属积极参与护理计划的制订,使他们更好地发挥照顾和支持患者的作用;对年幼、年老、残疾患者应指导家属协助患者增强自我照顾能力。

3. 给予患者家属心理支持　护士应体谅、理解、同情患者家属的处境,帮助家属正确认识疾病,提供心理支持,减轻家属的心理负担。

视频:和谐的
护患关系

131

第二节　协作的医护关系

一、医护关系的概念

医生与护士的关系简称医护关系,是医生和护士在医疗护理活动中形成的相互关系,是护理人际关系中重要的组成部分。良好的医护关系是确保医疗护理质量的重要环节,是促进和维护患者健康的重要保障,医护关系是否处理得当关系到患者的直接利益。医护关系更多的时候以医护合作的形式表现出来,即在保护双方利益的基础上,医生和护士在各自行为和职责的范围内,为实现共同目标而达成合作。

二、医护关系的模式

1. 主导-从属型　医疗护理活动以疾病为中心,医护关系为支配和被支配的关系,护士从属于医生,护士的工作只是机械地执行医嘱,而不直接对患者负责。这种模式制约了护士主观能动性的发挥,已不适合新的"生物-心理-社会"医学模式。

2. 并列-互补型　医护关系是既相对独立、不可替代,又紧密联系、缺一不可的并列合作关系。此种模式下,医生和护士分别居于各自的职业范畴,有各自不同的专业技术领域和职责范围。护理工作的主要内容由执行医嘱向对患者进行整体护理转变，护士作为护理工作的决策者而发挥积极主动的作用，两者不属于上下级或者从属关系，而是相互协作、互为补充，共同服务于患者。

三、医护关系的影响因素

医生和护士是两个相对独立而又相辅相成的职业，双方在工作中有着频繁的接触，可因各种不同的原因而导致冲突影响医护关系。

1. 角色心理差位　在为患者提供健康服务的过程中，医护双方有各自的专业技术领域和业务优势，在为患者提供服务的过程中没有高低上下之分，是平等的合作关系。但是，由于长期以来受传统的主导-从属型医护关系模式的影响，而并列-互补型的医护模式尚未得到共识，医护之间交往存在着心理差位，即在人际交往时，双方在心理上分别处于不平等的上位和下位。部分护士对医生产生依赖、服从的心理，甚至存在自卑心理，在医师面前不敢有自己的见解，只是一味地听从医生的意见，不能主动、独立地为患者解决问题，只是机械性地执行医嘱；同时，许多医生或其他工作人员也未能对护士的工作价值、工作能力进行客观的评价，认为护士只是简单地执行医嘱，不需要承担什么风险；此外，也有部分高学历的年轻护士或年资高、经验丰富的老护士与年轻医生不能密切配合。以上情况均可影响医护关系的建立与发展，因此，医护人员需重新审视双方关系，正确对待彼此，建立平等的心理等位关系。

2. 角色压力过重　在为患者服务的过程中，医生和护士均有其独立的角色功能，共同分担责任，若分工合理，则关系融洽，矛盾较少。但实际上，由于医院医护人员比例失调、岗位设置不合理、医护待遇悬殊等因素，导致护士心理失衡、角色压力过重，心理和情感变得脆弱、紧张、易怒，不能全心投入工作，容易因一些小事而发生争执和矛盾。

3. 角色理解欠缺　医护双方对彼此专业、工作模式、特点和要求缺乏必要的了解，导致工作中相互埋怨、指责。如医生埋怨护士不能按时完成治疗计划，观察病情不仔细，护士埋怨医生开医嘱无计划、不及时，物品使用后不能及时清理和归位等。医护之间的埋怨、指责等抵触情绪增加了彼此的心理负担，不利于医护关系的向好发展。

4. 角色权利争议　根据分工，医护人员在各自的职责范围内承担相应责任，同时也享有相应的自主权。但在某些情况下，医护常常会感到自主权被侵犯而引发矛盾冲突。如当双方对患者病情评估不一致或对患者的处理方案有争议时都有可能发生冲突，此时若不能心平气和地通过交流取得一致，就会影响医护关系的正常发展。

四、建立良好医护关系的技巧

1. 把握角色,各司其职 医护人员虽然工作的对象、目的相同,但工作的侧重点和适用的技术手段有所不同,医生主要是做出正确的诊断和采取恰当的方法进行治疗,护士主要是执行医嘱,做好患者的整体护理。

2. 真诚合作,密切配合 医护若只有分工没有协作,医院工作就不能正常开展。医生制定的治疗方案对护理工作提供依据,护士则通过细致的观察为医生提供宝贵的临床资料。为保护患者的利益,保证患者的安全,医护人员还应互相监督,避免医疗护理中出现差错。当医护之间协调配合欠妥时,切忌在患者面前争执和揭短,而是要彼此谅解,善意地提出合理化建议。

3. 相互尊重,关心理解 尊重是理解的基础,理解是沟通的桥梁。无论是护士还是医生,都应持尊重的态度,尊重对方的人格和劳动,主动帮助对方树立威信,使患者对整个医疗护理过程充满信心。

4. 相互学习,取长补短 医护双方应在相互尊重的基础上,相互学习、相互理解,营造相互支持的工作氛围。医疗和护理作为两个不同的专业,其知识范畴、侧重之处各有不同,护士应明白自身的局限性,除不断努力学习相关疾病知识外,也需虚心向医生请教,以便把握疾病的发生、发展及转归;医师也应了解相应的护理技术,从而使医疗与护理相互渗透,相互启迪,共同为患者提供高质量的医疗护理服务。

第三节 团结的护际关系

一、护际关系的概念

护际关系是指护理人员之间的关系。护理工作强调团队的合作,良好的护际关系是确保护理质量的关键环节。护际交往中,各护士的年龄、学历、知识水平、工作经历、职责分工及心理特征各不相同,了解不同护士的心理特点,可有效避免护际交往中的矛盾冲突。

二、护际关系的影响因素

(一)护理管理者与护士之间的期望差异

由于护理管理者和护士的出发点、需求不同,双方的关注点和期望不一样。护理管理者与护士的沟通中,双方要明确对方对自己的期望。

1. 护士与护理管理者　护士通常期望护理管理者有较强的业务能力和良好的个人素质,能够对自己进行帮助和指导;希望管理者能公平地对待、关心每个护士,给护士提供更多的机会。不同年龄、层次的护士对护理管理者的期望有其自身的特点,如年轻护士求知欲强,工作积极主动,希望得到重视和培养,能有更多的学习和进修机会;中青年护士希望得到管理者的重用,在工作中能发挥他们年富力强的优势;老年护士希望得到管理者的尊重,并根据他们的身体状况和工作经验分配适当的工作。护士往往对护理管理者的期望很高,认为管理者应具有业务能力强、人际关系好、能充分体谅下属的特质,当期望过高时就会产生失望心理;有些护士把管理者视为高层人员,对其有畏惧心理,则会由于畏惧而限制彼此之间的沟通;或因护士过分强调个人困难而忽略科室工作等问题产生矛盾。

2. 护理管理者与护士　护理管理者希望护士具备较强的工作能力,能按要求完成各项护理工作;服从管理,支持护理管理者的工作;能处理好家庭与工作的关系,全身心地投入到工作中;具有较好的身体素质,能胜任护理工作。工作中,管理者往往更注重工作绩效管理,为确保工作质量而对护士严格要求,弱化了对护理人员的人文关怀;若护理管理者对自身管理地位过分在意也会无意中拉开与护士之间的距离,从而影响管理者与护理人员的关系。

(二) 护士与护士之间的差异

护士之间的关系沟通中,应做到相互理解、尊重、配合,积极主动进行沟通,才能形成良好的护际关系。

1. 新老护士之间的差异　新、老护士之间在年龄、身体状况、工作经历等方面存在较大的差异,高年资护士资历深、经验足、能力强、职称高,如果心态不够平和,就有可能看不惯年轻护士的一些不良行为如缺乏敬业精神、工作拈轻怕重、缺乏礼貌等;年轻护士精力充沛、求知欲强,积极主动,反应敏捷,动作迅速,接受新事物较快,也有可能看不惯高年资护士按部就班、墨守成规、太刻板,可能会对高年资护士表现为不够谦逊和尊重。另外由于工作性质、工作量方面存在差异,年轻护士可能会因自身从事大量基础性的常规护理工作而缺乏成就感,甚至会对高年资护士产生抱怨的情绪。因此,若新老护士之间不是相互理解、尊重,而是相互指责、埋怨,就会导致关系紧张。

2. 不同学历护士之间的差异　随着高等护理教育的发展,高学历的护士不断充实临床队伍。少数高学历的护士认为自己学历高,理论基础扎实,却眼高手低不愿意从事基础护理工作,不愿意向身边低学历的护士学习,甚至因为与低学历护士做同样的工作而心理不平衡;有些低学历护士对高学历护士不以为然,或因自己的动手能力优于对方而沾沾自喜,也可因护理管理者对高学历护士的器重和培养而萌生自卑或嫉妒心理。

3. 护士与实习护生之间的差异　一般情况下,护士与实习护生容易建立良好的人际关系。带教护士希望护生勤快懂事、学习主动、工作积极、虚心有礼;护生则希望带教老师医德高尚,业务熟练,带教耐心。若实习护生学习态度不端正、不懂装懂、举止懒散,会令带教护士反感;同样,带教护士对实习护生态度冷淡、缺乏耐心、带教意识差,也会使实习护生对带教护士产生抵触心理。

三、建立良好护际关系的技巧

构建和谐的工作环境,保持良好的护际关系是保证和提高护理质量的有效前提。和谐的工作环境可有效调动护士的工作积极性,增强工作团队的凝聚力,同时能促进护士的自我发展和自我完善。

(一)营造民主和谐的人际氛围

哈佛大学有一项研究表明,员工满意度每提高三个百分点,顾客满意度便可提高五个百分点。护理管理者既是护理工作的管理者,更是护际关系的协调者。护理管理者应重视自身非权利影响因素的培养,如高品质的人格修养、较强的工作责任心,严谨的工作作风等;应注重情商的培养,善于与下属沟通,形成较强的亲和力,对于有特殊困难的护士,应予以了解关心,必要时给予特殊的照顾。护理管理者还应更新管理理念,实行人性化管理,多用情、少用权,以身作则,率先垂范,严于律己,宽以待人,知人善用,人尽其才;理解、尊重护士,善于利用各种激励方法来调动护士的工作积极性。做到以德服人,而不是以权压人。营造健康和谐的工作环境,不仅能满足不同层次护士自我实现的需求,还可增强医院的活力,进而提高患者的满意度。护士也要理解管理者工作的难处,尊重领导,服从管理。此外,护士间要相互帮助、相互学习、取长补短,相得益彰;年轻护士应尊重高年资护士,虚心向其学习,发扬奉献精神;高年资护士应充分发挥"传帮带"的作用,帮助年轻护士快速成长;带教护士要热情耐心、多指导、多鼓励、少斥责;实习护生要谦逊、勤奋、好学、尊重带教护士。

(二)创建团结协作的工作环境

护士之间既要分工负责,又要团结协作,护理任务的完成离不开护士间的支持配合。出现困难时,应互相帮助;发现问题时,应互相提醒、补救。护士经验的多寡很大程度上决定了其处理临床问题的能力,也决定了年轻护士和高年资护士的分工有所不同。年轻护士初进岗位,多从事常规性工作,工作负荷较重,但这也是培养年轻护

视频:团结的
护际关系

士处理问题能力的需要,因此年轻护士应认真仔细地工作,掌握扎实的技能,逐渐具备独立分析问题、解决问题的能力;高年资护士经验丰富,善于处理复杂的问题,工作中出现危急情况时应挺身而出,帮助年轻护士处理棘手问题。另外,不同学历层次的护士都应对自己有一个清楚的认识,既不要骄傲自大,也不应妄自菲薄。同事间互帮互助、取长补短,形成团结协作、共同进步的工作氛围。

第四节 护士与辅助科室人员的关系

在医院工作中,护士除了与医护人员进行沟通外,还需与非临床科室,医技人员和后勤保障人员进行沟通。由于护士与这些人员的工作职责、工作性质和工作环境不同,受教育的程度、看问题的角度和处理问题的角度也不尽相同,所以在交往中容易产生矛盾,影响相互间的协作。

一、护士与辅助科室人员关系的影响因素

(一) 护士与医技人员

医技人员是指非临床科室中从事各种诊断性检查及辅助性治疗工作的专业技术人员。各医技科室专业独立性强,与护理专业的区别较大,医技人员对护理专业的了解较为有限,而在护理教育中也很少涉及医技知识,因此工作中有时难以相互理解配合,容易出现矛盾冲突。例如,化验室人员常责备护士采集的标本不合格,而护士则辩称这是由于化验室人员没有提前把要求说清楚。双方的专业知识不对等是引起冲突的主要的原因之一。

(二) 护士与后勤人员

后勤人员是为医疗护理提供各种保障的各部门工作人员,其工作内容与护理工作密切相关。由于后勤工作技术性不强,创造的经济效益不如护理人员,有些护士不尊重后勤人员,沟通时语气较为生硬;后勤人员则因为自己的工作岗位不被重视,活多活累但工资待遇差,产生心理不平衡而消极怠工,为护理工作的顺利开展造成困难。

二、护士与辅助科室人员的建立良好关系的技巧

(一) 相互尊重,相互理解

尊重和理解有助于有效沟通和化解矛盾。相互推卸责任不仅不能解决问题,还

会导致矛盾升级。护士应加强自身的修养,尊重他人,体现良好的职业道德与修养;护士因疏忽造成差错对医技人员的工作造成不良影响时,应主动承担责任、承认错误,向对方表达歉意,及时施行补救措施;需要后勤人员的协助配合时,注意使用礼貌用语,以礼待人;因对方原因造成工作失误时,应以委婉的方式提出自己的意见,帮助做好善后工作,将不良影响降到最低。

（二）相互支持,团结协作

医院的正常运行需要各个部门的紧密配合,各部门犹如一台机器上相互咬合的齿轮紧密地结合在一起,彼此配合、协调转动。任何一个部分的不协调都会使医院这台机器的运转陷入被动的状态。所有的工作人员都应相互支持、团结协作。工作中在不影响患者治疗护理的前提下,护士还应设身处地地为其他工作人员着想,尽可能为对方工作提供方便,共同努力为患者提供优质的服务。

总之,在日常护理工作中,护士要经常与各科室、部门人员进行交往。作为护理人员应把患者的利益放在首位,维护患者权益,同时也要理解各个岗位的工作,尊重、支持并体谅他们的困难。在交往中,应主动热情、真诚友善,运用良好的语言和非语言沟通技巧达到最佳沟通效果,创造愉快、和谐的氛围,共同协商、密切合作,以保证患者的治疗护理工作顺利进行。

课后讨论

当你接诊一位新患者入院时,作为责任护士,你将会以哪些行为给患者和其家属留下良好的第一印象?

（郭瑞红）

随堂测试

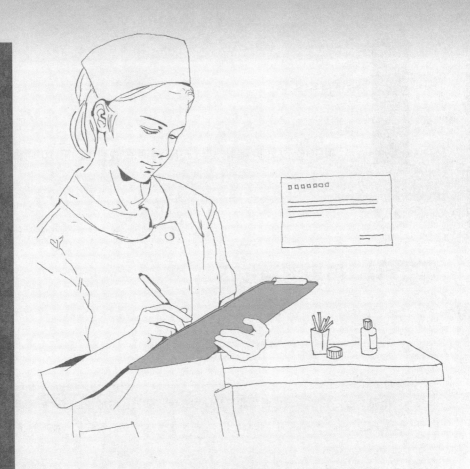

第十一章 护患沟通
——善用"八技巧"

学习目标

1. 掌握开场、提问、倾听、共情、核实、沉默、触摸、阐释的技巧。

2. 熟悉护患沟通过程。

3. 具有爱心和同理心,能够熟练运用沟通技巧与患者及家属进行有效、融洽的沟通。

PPT 课件

思维导图

预习任务

MOOC 预览护理礼仪与人际沟通在线课程：第 10 周课程。

第一节 护患沟通技巧

情景导入

> 患者张女士，52 岁，慢性肾功能不全伴尿毒症，须进行维持性血液透析治疗。上午责任护士去床边为张女士输液时，张女士说："护士，我这个病治不好了，我不治了。"
>
> 工作任务：
> 请使用沟通技巧，帮助张女士配合治疗并树立战胜疾病的信心。

有效的沟通是临床护理工作顺利进行的基础，也是建立良好护患关系的前提。护理人员必须掌握一定的沟通技巧，以主动的沟通态度、适宜的沟通时机，合适的空间距离、有效的沟通渠道、通俗的语言、做到及时有效的反馈等，获取满意的沟通效果。

一、开场的技巧

护患沟通中，开场的技巧运用是否得当直接影响到护士能否给患者留下良好的第一印象。在交谈开始时护士首先应礼貌称呼对方，真诚地介绍自己，简要说明交谈的目的，明确告知交谈大致需要的时间，以坦诚的态度、真诚的关心、优美的语言、良好的仪表给患者营造一个友好、温馨的气氛。善用开场的技巧有利于患者敞开心扉表达自己的思想，倾诉自己的感受，使交谈顺利进行。交谈中应尽量提供支持性语言，建立双方的信任和理解，减轻患者的焦虑。开场技巧的使用一定要符合患者所处情境、习惯，因人而异。具体可运用下列方式：

1. 自我介绍式 如"您好！我是您的责任护士，我叫×××，您有什么要求尽管告诉我,我会尽最大努力帮助您的!"

2. 问候式　如"您今天感觉怎么样?""昨晚睡得好吗?"

3. 关心式　如"今天气温突然下降,要多加点衣服,别着凉了。""今天天气好,我陪您出去活动活动吧?"

4. 夸赞式　如"您今天气色真不错!""您的手真巧!"

5. 言他式　如"这束花真漂亮! 一定是关心您的朋友送来的吧!""您的化验结果明天才能出来。"

二、提问的技巧

(一)提问的含义

提问指提出问题并要求回答,目的在于开启话题,获取信息。在护患沟通中,提问是一种重要的沟通方式。

(二)提问的分类

提问方式包括封闭式提问和开放式提问两种方式。

1. 封闭式提问　是一种将患者的回答限制在特定范围之内的提问,患者回答问题的选择性较小,往往只要求回答"是"或"不是","有"或"没有"。这种提问尤其适用于收集患者资料时的交谈,如"您还感觉头疼吗?""您的家庭成员中有患高血压的吗?"

(1)优点:患者能直接坦率地做出回答,护士能迅速获得所需要的信息,并且节省时间。

(2)缺点:限制了患者表达情感和充分说明自己情况的机会,患者缺乏自主性,护士也难以获得比较深入的相关信息,具有一定的局限性。

2. 开放式提问　指提出比较概括、广泛、范围较大的问题,对回答的内容限制不严格,是给对方以充分自由发挥的余地的一种提问方式。如"您有什么感觉?""您对手术有什么想法?"

(1)优点:对回答的限制性小,所提问题范围较广。护士可以引导患者开阔思路,鼓励患者说出自己的想法、观点、感受等,护士从中能获取较多的相关信息,更全面地了解患者的思想、情感和行为,患者回答问题的选择性大。

(2)缺点:需要较长的交谈时间。在护士人力资源缺乏的情况下,难以很好运用,对提问者的要求比较高。提问者要考虑患者回答问题的能力,以便把握所提问题的难度。对于患者而言,回答开放式问题是有一定难度的,回答者要经过思考、组织语言等过程才能回答。

护患沟通时,提问首先应遵循的是开放性沟通的原则,以达到让患者充分表达自我感受、观点、看法的效果;护士也能借此收集患者更多的资料,获取更多患者信息,保证治疗、护理的准确性。

（三）提问的注意要点

护理工作中提问时要注意以下几点。

1. 提出的问题要符合患者的职业、年龄和文化程度。
2. 提问时不可超过对方的接受能力,如深奥的专业术语。
3. 不可涉及对方的隐私,如财产、夫妻感情。
4. 要围绕患者的健康问题提问,不要偏离正题。
5. 不要像机关枪似地连续发问,应给患者思考、表达的时间。

视频:提问

三、倾听的技巧

（一）倾听的含义

倾听是指全神贯注地接收说者发出的全部信息。倾听者要对这些信息做出全面的理解,不仅理解交谈的内容,还应理解其语调、表情、体态等非语言行为所传递的信息。

（二）倾听的方法

倾听须注意整体性和全面地理解对方所表达的全部信息,否则会引起曲解。要做一个有效的倾听者,应做到:① 准备花时间倾听对方的话;② 在沟通过程中集中注意力倾听;③ 不要打断对方的谈话;④ 不要急于判断;⑤ 注意非语言性沟通行为;⑥ 仔细体会"弦外音",以了解对方的主要意思和真实内容。

（三）护理工作中倾听的应用

在与人交往中,善于听别人说话有时比注意自己讲话更重要。在护患沟通中,由于患者对护士的依赖心理,这一点显得更为突出。当护患沟通转入主题以后,护士应该根据沟通的目的,恰当引导患者"吐露真情",此时护士善用倾听技巧显得至关重要。因为,倾听是护士对患者所发出的信息进行接收、分析、判断、理解的过程,认真倾听是护士向患者表达"我很关注您所讲的内容和您的状况""我愿意认真听下去并帮您解决问题""您尽管畅所欲言"等意思的最好方式,使患者从中获得解决问题的希望和信心。

（四）倾听的注意事项

要想实现有效的倾听，护士在与患者沟通时应注意以下几点。

1. 做好充分的准备，安排合适的时间、场所去倾听患者说话，尽可能地排除外界干扰。

2. 聆听时不要随意插话，更不能左顾右盼、漫不经心；对听到的内容不要急于评论和判断。

3. 倾听中加强对非语言行为传递信息的观察，注意分析思考，透过现象看本质。

4. 倾听时适时使用一些非语言交流和简单的问答，如点头，如"我明白""我理解"等。

视频：倾听

四、共情的技巧

（一）共情的含义

共情又称同理心、共感、同感、移情，指能够走进对方内心，体验对方感受，并给予恰当回应的技术和能力。

共情是倾听者设身处地站在对方的位置，通过认真的倾听和提问，站在当事人的角度和位置上，客观、准确地理解当事人的内心感受，体验对方内心真实情感，且把这种理解传达给当事人的一种沟通交流方式。共情就是将心比心，在同样时间、地点、事件，将当事人换成自己，设身处地去感受、去体谅他人。

（二）共情的特点

共情具有四大特质。

1. 将心比心　能够将当事人换成自己，设身处地去感受和体谅他人，并以此作为处理工作中人际关系、解决工作中沟通问题的基础。

2. 感觉敏感度　具备较高的体察自我和他人的情绪、感受的能力，能够通过表情、语气和肢体等非言语信息，准确判断和体会他人的情绪与情感状态。

3. 同理心沟通　听到说者想说，说到听者想听。

4. 同理心处事　以对方感兴趣的方式，做对方认为重要的事情。

（三）护理工作中共情的应用

在护理工作中，护士要利用共情提高沟通效果，从患者的角度去思考和感受，理解患者的情感,这样可以获取足够的患者信息。

在护患沟通过程中,适时使用共情有助于护士在体验患者情感状态的前提下,准确地理解患者传递的信息,同时有助于消除患者在生病时常有的被否认、被孤立的感觉,有利于患者自我价值的保护,使护患沟通的效果更佳。当护士推着治疗车到病房准备给儿童患者输液时,孩子大多害怕穿刺疼痛,这时护士可以对孩子说:"我会轻一点,一针打进去,尽量减少你的疼痛,好吗?"当患者确诊为癌症时,容易产生悲观绝望的心理,护士可以对患者说"知道您确诊的消息我很难过。我能理解,要是我遇到这样的事,一定会比您更脆弱。不过从医生确定的手术方案来看,还是比较乐观的"等,合理运用共情技巧表达对患者的理解,同时给患者以希望和信心。

五、核实的技巧

(一) 核实的含义

核实是指在用心倾听、观察非语言性行为和试图理解所述内容之后,为了核对信息的理解是否准确,与对方所表达的内容是否一致所实施的行为。

(二) 核实的方法

核实包括确认和澄清。

1. 确认　是把对方的话重复叙说一遍,要注意重点复述关键内容,并不加判断。例如,患者说:"我感到很冷。"护士可以说"您感到很冷,是吗?"

在信息传递过程中,由于信息通道的内外干扰,往往会造成某些信息的丢失。从心理学的角度讲,信息接收者不可能对信息发出者的每一句话都保持长久的记忆,因此在交谈中要学会恰当地运用"重复艺术"确认。确认的目的是强调必要信息,以保持正确记忆。

2. 澄清　是将一些模棱两可、含糊不清、不够完整的陈述加以弄清楚,其中也包含试图得到更多的信息。如对"一点儿""有些"等加以澄清。可以要求思绪紊乱的谈话者举例说明情境,以使双方认识一致。例如,患者说"我每天喝少量的酒",护士可进一步要求患者确切描述"您说的少量大约是多少?""您每天喝几次?""您有多久的饮酒史?"等等。在澄清时,常用"我不完全了解你所说的意思,能否告诉我……""您的意思是不是……"等。有一些常用的字或词往往需要澄清,因为它们不是对每一个人都具有同样的意义。例如:大、小、一些、许多、很少、多数、经常等。如患者说"我每天抽少量烟",护士可说:"请告诉我您每天抽几支烟? 抽了多少年了?"当患者同时陈述好几种模糊感觉,而护士不知哪种是最关键的,澄清也是常用的技巧。

六、沉默的技巧

(一)沉默的含义

沉默是指交谈时倾听者对说话者的谈话内容在一定时间内不做语言回应的一种技巧。

从表面看沉默是声音的空白,但实际上沉默是声音的延伸与升华,是一种超越语言力量的沟通方式。沉默既可以表达接受、关注和同情,又可以表达委婉的否认和拒绝。有时沉默可给对方思考的时间,反而令人感到舒适与温暖,尤其是在对方有焦虑时,或对方有些问题不愿答复时,护士若能保持一段时间的沉默,对方会感到护士很能体会他(她)的心情并真心听取了他(她)的意见,他(她)的愿望受到了尊重。

(二)沉默的作用

1. 有助于患者自我认知,稳定情绪。
2. 使患者感到被理解,他的愿望得到尊重。
3. 使患者感到你在真正地用心听他讲述。
4. 给患者时间梳理自己的想法。

(三)护理工作中的沉默的应用

在护患沟通过程中,护士适当使用沉默技巧,可以表达尊重和同感,也可以给护患双方创造思考和重整思绪的机会。

当患者精神上受到打击而哭泣时,护士若能保持沉默,可以给患者一定时间宣泄情绪。如果护士过早地打破沉默气氛,可能会影响患者内心强烈情绪的释放,使得他们可能压抑自己的情感,而在事后以其他不健康的方式将其宣泄出来。

当患者思考或回忆时,对于护士提出的问题,患者不知道该怎么回答或忘了怎么回答,护士不要催促患者,可以给患者一定的时间让其思考或回忆。

当对患者的意见有异议时,护士开口辩驳极易影响交谈的气氛或双方的感情,此时保持沉默既可以表示对患者意见的不认同,又有助于克制住自己的情绪。

护士以温暖、平和的神态沉默,对患者来讲是一种无声的安慰,会令患者感到亲切、善解人意,具有此时无声胜有声的作用。许多护士在患者沉默时可能感觉不自在,但护士作为帮助者,必须学会使用沉默的技巧,适应沉默的气氛。

此外,护士也应允许患者保持沉默,护士可以对患者说:"您不想说话,可以不说。

如果您不介意,我愿意在这里陪您待一会儿。"

七、触摸的技巧

(一)触摸的含义

触摸是指一种人与人之间的皮肤接触,包括抚摸、握手、依偎、搀扶、拥抱等。触摸是一种无声的语言,是非语言沟通交流的特殊形式。触摸能增进人们的相互关系,可以用来作为语言沟通的补充,是向他人表示关心、体贴、理解、安慰和支持等情感的一种重要方式。

据国外心理学家研究,触摸与心理护理密切相关。皮肤刺激通过神经末梢传导作用于机体,可以减轻因焦虑和紧张引起的疼痛,产生良好的心理和精神安慰。触摸疗法的临床治疗意义已被越来越多的研究者和使用者所肯定。

(二)触摸的作用

1. 触摸有利于儿童生长发育 根据临床观察,常在母亲怀抱中的婴儿生长发育较快,睡眠好,很少哭闹,抗病能力强。相反,如果缺少这种皮肤上的触摸,孩子处于"皮肤饥饿"状态,就可能造成小孩食欲减退,烦躁不安,智力下降,性格缺陷,甚至出现行为异常,如孤僻、攻击性强、虐待小动物等。研究发现,幼儿大多喜欢大人抚摸自己的身体,当成人以抚摸幼儿的头部作为奖励时,他们常常露出灿烂的笑容。大一些的儿童也喜欢在亲人身边依偎,渴望被抚摸手或头。可见,重视皮肤触摸对儿童生长发育、智力发展及良好性格的形成有一定的作用。

2. 触摸是重要的心理支持 抚摸,对成年人而言,是一种无声的安慰,也是人与人之间情感联结的纽带,如亲吻、拥抱等。

3. 触摸有利于改善人际关系 科学家帕斯曼等人研究发现,人类对于友善的触摸不仅会产生愉快感,而且会对触摸对象产生依赖。生活中我们也发现,孩子对平时与他接触较多的人具有很强的依赖感,且关系融洽,容易相互理解。

4. 触摸可传递情感信息 分别多日的朋友相互热烈地拥抱、握手,好友之间挽着胳膊、拉着手;恋人之间的亲吻,夫妻之间的亲密接触;母亲对孩子的亲吻、抚摸,无不传递着友情、爱情和亲情。

人类学家们发现,如果一种文化背景允许人们在日常生活中比较容易发生皮肤接触,则成长于这种文化背景的人,在人际沟通中更容易建立对他人的安全感与信任感,他们性格开朗、轻松,与他人相处也较为真诚与坦率。

在人际沟通过程中,双方在身体上相互接受的程度,是情感相互接纳程度的最有力的证明。

（三）触摸的注意要点

由于人们受文化背景等因素的影响，不同的人对触摸的理解、适应、反应程度是有差异的，即触摸可以带来积极的作用，也可能会带来消极的作用。因此，在实际应用触摸时，要考虑性别、年龄、社会文化背景、关系的亲疏、情境、触摸的形式和部位等诸多因素，选择相应的触摸方式。

1. 根据当事人的不同状态来选择　当患者家属因失去亲人而悲痛万分、失声痛哭的时候，护理人员可以拉着对方的手或者轻拍患者的肩进行安抚。如果患者正在火头上，双手叉腰，怒发冲冠，此时，不可轻易上前拉他的手，而应该让患者坐下慢慢说话。否则，会火上浇油，引起对方的反感和不快。

2. 根据年龄性别的不同来选择　对于老年人和病儿可以采取触摸方式来安慰他们，女性也比较乐于接受触摸方式，可依具体情况使用触摸。对于异性患者，特别是同龄的异性应慎重使用触摸。

3. 根据双方关系深度的不同来选择　通常人们在交往时，只有当双方关系达到一定的亲密程度以后才会情不自禁地触摸对方，以示爱意和关怀。因此，关系一般的朋友，礼节性地握握手即可。亲密的朋友之间，除握手外，还可以灵活地使用拍手、拍肩膀、手拉手、拥抱等方式来表达热烈的情感。所以说，触摸一般只在非常亲密的人际关系中才能出现并且被接受。而在非亲密的人际关系中，它的出现往往被看作是一种失礼、侮辱甚至是威胁的表现。

（四）护理工作中的职业触摸

触摸不但表示护士对患者的关注和安慰，也是患者情感的需要。如给小孩做治疗护理时触摸孩子的头、手等能满足他们被关爱的需要，并能转移其注意力，能给他们安全感、信任感，消除恐惧心理等；产妇分娩时，抚摸产妇的腹部，握住产妇的手，可以使她安静，增强信心，减轻疼痛，有利于分娩；对于极度苦恼和痛苦的患者，护理人员抚摸患者的肩膀，用力握住患者的手；对于发热的患者，护士用手感觉患者额头的温度；对于一个临终的患者，当任何语言已经不再有意义的时候，温暖的触摸能把护士的关心传递给患者，这些举动的温暖胜过千言万语。

但是护理工作中的触摸也应礼貌得当，应尊重习俗、注意分寸，尤其是应慎重触摸同龄异性患者以避免误会。

视频：触摸

八、阐释的技巧

（一）阐释的含义

阐释即叙述、解释之意。患者来到医院这个陌生的环境，往往会有许多疑虑需要护士回答。如"我患的是什么病？""我的病怎么治疗？""这种病怎么治疗？""我应该注意什么？"等问题，需要护士运用阐释技巧予以解释，为患者提供新的信息和思维方式，帮助患者正确认识和面对疾病。

（二）阐释的方法

护士在运用阐释技巧，给患者提供分析判断、接受、拒绝的机会，让患者做出反应，使患者感到受益。

1. 注重收集和掌握与患者谈话时的基本信息。

2. 注重对信息内容进行分析、理解，体会其中的情感。

3. 向患者解释的内容应因人而异，尽量用简明、扼要的语言讲述观点和建议，有针对性，避免使用难以理解的词语。

4. 阐述的语气应委婉，不应有强制性和说教性。

5. 阐述过程使患者感到亲切、诚恳、尊重。

6. 阐释的观点和看法应坚定、可信、不容置疑。

（三）护理工作中阐释的应用

1. 解答患者的各种疑问，消除顾虑。

2. 治疗护理操作前后进行相关问题的告知。

3. 指导或帮助患者认识并处理相关治疗问题。

4. 针对患者个性化的问题提出建议和指导。

5. 护士对患者进行健康教育。

第二节　与特殊患者的沟通技巧

一、与愤怒的患者沟通

临床工作中，护士有时会面对一些容易情绪激动的患者。有些患者稍有不满就会发脾气,会出现一些过激行为,如拒绝治疗、大声喊叫、拔掉输液管或破坏治疗护理仪器等,甚至愤怒地指责护理人员,或不断地让护士立刻为他提供各种检查及护理。面对这种患者,护士可能会失去耐心,尽量回避或者不理不睬。这种态度是不可取的。这种态度有时会缓和患者的情绪,但有时也会激化患者的愤怒情绪。此时最主要的是护士自己要冷静,不能失去耐心而被患者的言辞或行为激怒,应积极地面对患者。

首先护士应认真倾听患者的诉说,然后以语言或非语言行为表达出如"我能理解您现在的心情"的信息以表示对患者的理解,再了解和分析患者愤怒的原因,之后安抚他们并尽量满足他们的要求。有的患者被诊断患了严重疾病之后一时难以接受,而以愤怒来发泄自己害怕、悲哀、焦虑的情绪。此时护士沟通的重点是对患者的愤怒、激动做出正面的反应,视患者的愤怒、生气为一种适应反应,理解、同情他们,尽量给患者提供适当地发泄情绪的环境,让他们发泄心中的不快,并规劝他们去做些其他的活动。对患者所遇到的困难及时做出理解性的反应,有效地对待患者的意见、要求和重视患者的需要,解决患者需要解决的问题,使患者的身心尽快恢复平衡。

1. 化阻力为助力 当患者愤怒时,护士千万不能以愤怒回报,应先安抚患者保持冷静"您先别生气,我相信会有很好的解决办法的""生气不利于您身体的康复……"待患者心平气和后,再讨论问题所在,分析患者生气的原因,解释并消除误会,并采取有效措施,在不违反原则的前提下,尽量使患者满意;如果患者觉得自己也有不对的地方,则会表示不会介意此事。

2. 换位思考 护士站在患者的角度想问题,理解患者的需求与不满。例如:"假如这个患者是我,或假如这个患者是我的家人。"若能换位思考,对患者反映的问题应及时给予协调解决。如确实工作忙不能及时满足患者的要求,可以先做解释工作,请患者谅解,然后尽早给予协调解决,避免护患冲突的发生。

3. 转移法 有些患者的不满情绪并非真的指向护士,却把不满发泄于与之接触的护士,此时护士不要与患者直接对抗,可把患者的不满淡化、转移。

4. 协助法 当护患矛盾已经发生时,其他护理人员不应旁观,应立即上前妥善处理矛盾。可先请当事护士暂时回避,避免当事护士与患者的正面冲突,然后代其道歉并耐心听患者把话说完,了解患者要求的合理性,协助解决患者的困难,帮助化解矛盾和误会。如纠纷呈上升趋势时,应及时请护士长或其他领导出面调解。

二、与沮丧的患者沟通

患者沮丧主要是多种原因(如长期的疾病折磨,长期治疗而疗效不佳,病情加重等)引起而情绪不稳定。沮丧的患者情绪低落,常表现为悲观、失望、冷漠、孤独,到处诉说痛苦,或为小事而伤心哭泣。

1. 耐心倾听,鼓励患者充分表达信息　倾听并不只是听对方的语言。更要通过其表情、动作等非语言行为,真正理解患者所表述的内容,体会患者的真实感受。

2. 疏导沟通　疏导式语言多用于患心理性疾病的患者。这类患者大多病史长、哀怨多,谈到伤心事往往会痛哭流涕。对这类沮丧患者,如当患者哭泣时,护士应允许他们用哭泣的方式将心中的哀怨发泄出来,不要阻止他们。此时,最好能允许患者在僻静的地方待一会儿,护士可陪伴在患者身边,轻轻地安抚他们,为其准备毛巾、温开水,在患者停止哭泣后,倾听并鼓励患者说出沮丧或流泪的原因。如果患者说想独自安静待一会儿,应给他们提供适当的环境,还可应用鼓励、倾听、沉默等技巧表示对患者的理解、关心和支持,并应多陪伴患者,使其尽快度过沮丧期,恢复平静。。

3. 引导交谈　良好的开端是成功的一半,护士应掌握交谈的技巧首先打破沉默的气氛。例如,王先生性格内向,寡言少语,不善与人交往,经常一个人闷着。针对这种情况,护士在给患者注射之后说:"王先生,刚刚来看您的是您的儿子吧?""是的。"王先生简短地回答道。"您儿子特意来询问您的病情,真孝顺啊!而且非常有礼貌,您真有福气啊!""呵呵,我儿子……"这样慢慢地就把患者的话匣子打开了。

三、与抑郁的患者沟通

抑郁是一种消极的情绪反应,常与患者的可能丧失和实际丧失有关联。抑郁的典型特征是情绪低落。和焦虑一样,它是一种极为复杂的情绪障碍,而且正常人也经常会以温和方式体验到这种情绪状态。抑郁的患者往往说话慢,反应少和不主动,由于很难集中注意力,有悲观情绪,或者显得很疲乏,甚至有自杀想法,所以不容易进行交谈,护士应以亲切的态度提出一些简短的问题,并以实际行动使患者感受到关心和照顾。

1. 重在关爱　与患者建立护患关系初期,护士可使用非语言沟通的方式,如身体要微微前倾、面带笑容、拍拍肩膀、偶尔触摸患者的手,当患者在说话时表示努力在倾听,注意不要催促患者回答,让患者有安全感。沟通时鼓励并协助患者谈论自身的想法和感觉,使患者感到被重视,提高自我价值感。护士以友善、真诚、了解的态度,但不要过分地同情,否则会加重患者的抑郁的程度,只需表示出接受的态度即可。

2. 语言明了　与抑郁的患者沟通时应语言简短、温柔,必要时多重复几次,同时对患者的反应及时给予回应。谈话中勿沉默太久,说话勿太多、太快,勿太大声或太急,应多鼓励患者继续说下去。沟通时的问话应避免患者只能回答"是"或"不是"等,可以改为积极、肯定的问法。例如不要问"你要不要吃饭?"而应改为"现在是吃饭的时间,您和病友们一起吃饭吧。"

3. 减轻压力 对抑郁状态的患者,当患者沉默不语、独居一处时,护士可默默地陪伴患者一段时间,然后轻声地告诉患者:"我看到你一个人坐在这里很久了,好像心情很沉重的样子,你愿意告诉我你在想什么吗?"这样可引导和鼓励患者说出自己的病情,或启发患者讲出内心的感受。但长时间的沉默会被患者理解成拒绝,令患者产生困惑而有距离感。抑郁症状严重时,应以支持、安慰为主,避免过多鼓励,尤其避免要求患者依靠自己的力量战胜疾病。

4. 启发鼓励 要很好地与抑郁患者沟通,必须尽量启发和鼓励患者讲话。启发和鼓励患者讲话包括直接的方法和间接的方法。所谓直接的方法就是现在发生了什么事情,就借这个事情展开讨论,尽量让患者讲话,启发患者提高语言表达能力,帮助患者解决一些心理问题。所谓间接的方法就是借题发挥,不要直接问问题,可以先从日常生活或无关的话题谈起。例如,在与患者一起看电视时,就可以和患者谈电视节目的内容,从而引导患者谈话。

四、与抱怨的患者沟通

抱怨的患者通常对别人有较高的要求,对周围的一切都抱怨。一般来说,患者可能认为自己患病后没有得到重视和同情,从而以苛求的方法来唤起别人的重视,特别是长期住院的患者更是如此。

对于这类患者,护士应理解患者的行为,多与患者沟通,满足患者的合理要求。必要时,可以在对患者表示热情和理解的同时,对其要求做出一些限制。

五、与感知觉障碍患者的沟通

(一)与视力受损患者的沟通

1. 告诉患者你来了或你离开了病房 这一点对患者非常重要。由于患者视力差,不能看见你的到来或离去,突然出现在患者面前或突然地开口说话,有时会使患者出现惊恐感;而有时又会出现护士已经离开,但患者不知道,可能仍然不停地说话,这样对患者极不礼貌。所以当护士进入或离开病房时,应告诉患者,并通报自己的姓名。

2. 给予患者足够的时间反应 由于患者视力差且有病在身,对护士所传递的信息反应较慢,护士应给予足够的时间,让患者理解和回答,切忌催促患者,出现不耐烦情绪。同时要注意说话时语速要慢,语调要平稳。

3. 鼓励患者表达自己的感受 患者患病后,特别是视力减退、病重或生活不能自理后,容易产生被嫌弃的心理而表现出焦虑、烦躁或郁闷的心理,这些不利于患者的恢复,护士应鼓励患者表达自己的内心感受。

4. 选择合适的沟通环境和时间　尽量选择在日间去与患者沟通。

5. 与尚有残余视力的患者交谈　护士应面对患者,与患者保持较近的距离,便于患者观察非语言沟通表露的意思。

6. 其他　给患者做任何操作或行动前,都应向患者做较详尽的解释,对周围的声响,护士应加以说明,因为他们的视力受损,对身体语言的感知能力下降,故应避免或尽量少用非语言表达方式。

(二) 与听力受损患者的沟通

1. 在与听力受损、仅具有残余听力的患者进行沟通时,应面对患者,在他看到护士的面部和口型时,才开始说话,增加身体语言的表达比例,以弥补由于听力受损引起的沟通障碍。

2. 在与患者进行正式交谈时,要注意选择安静的环境,避开探视时间。

3. 交谈时适当大声,但避免吼叫,造成患者误解。

4. 听力下降的患者,同样也感知不到旁人的到来,故护士应轻轻触摸患者,让其知道你已经来到身边。

5. 交谈时应与患者靠近距离,必要时让患者贴近外耳。

6. 运用其他沟通方式弥补口语沟通的不足,如图片、书写等。对由于手术原因引起的语言沟通障碍,如全喉切除的患者,可在术前与患者约定,如竖拇指表示"好、舒适",伸食指表示不喝水,伸小指表示解便等。如患者视力尚好,可用写字板、卡片写字,或画一些图画、符号、标识传递信息,辅助以身体语言,如手势、面部表情等。

▓▓▓ **课后讨论**

　　患者张某,25 岁。宫外孕破裂出血住院手术治疗。晚间,夜班护士准备去病房熄灯时,看到患者在伤心流泪。如果你是当班护士,你准备采取哪些沟通措施?

(王晓莉)

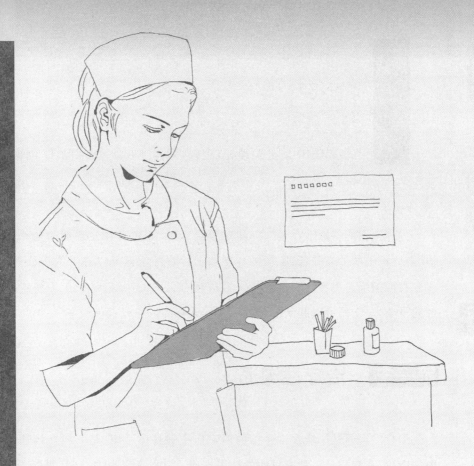

第十二章 治疗性沟通
——从"心"开始

学习目标

1. 掌握治疗性沟通的技巧。

2. 熟悉治疗性沟通的原则及步骤。

3. 了解治疗性沟通的含义与特点。

4. 学会正确应用治疗性沟通与特殊患者及家属进行有效、融洽的沟通。

PPT 课件

思维导图

预习任务

MOOC 预览护理礼仪与人际沟通在线课程:第 11 周课程。

护理工作的特殊性在于护理的对象是患者,而患者在住院期间是一个特殊的群体,需要护士的关心与帮助、呵护与慰藉。治疗性沟通是以患者为中心的信息交流,双方共同围绕与患者健康有关的内容进行有目的的沟通,是护士为患者提供健康服务的重要方式,是可以起到治疗作用的沟通行为。

第一节 治疗性沟通

治疗性沟通是一般性沟通在护理工作中的具体运用,是一般性沟通在护理实践中的应用,其实质是一种有目的的护患沟通。它以患者为中心,其服务场所是在医疗机构以及与健康有关的场所,治疗性沟通的内容主要是与健康相关的医学信息,其最终结果是建立良好的护患关系,促进患者的健康。

一、治疗性沟通的含义与特点

(一) 治疗性沟通的含义

护理人员与患者及其家属建立彼此信任的治疗性关系,应用专业及专业相关的知识,围绕患者的治疗问题并对治疗起积极作用而进行的信息传递和理解。

(二) 治疗性沟通的特点

治疗性沟通是一般沟通在护理实践中的应用,除具备一般沟通的特征外,还具有自身的特征。

1. 以患者健康为中心 在日常生活中,沟通的双方处于平等互利的地位,沟通的双方能关注对方的动机、情绪,并能根据对方的反应做出相应的改变。在这种沟通中,双方是平等的,无主动与被动之分。而在治疗性沟通中信息传递的焦点是围绕着患者进行的,在护理服务过程中,应以满足患者的需求为主要沟通目的。

2. 有明确的专业目的性   治疗性沟通的主要目的有:① 建立和维护良好的护患关系,有利于护理工作的顺利进行;② 搜集患者的资料,进行健康评估,确定患者的健康问题;③ 针对患者存在的健康问题实施护理活动;④ 了解患者的心理精神状态,对患者实施心理护理,促进患者的心理健康;⑤ 共同讨论确定解决患者的护理问题。医疗护理活动中所有的沟通内容都是为了解决患者的健康问题,达到恢复、促进、维持患者健康的目的,这是治疗性沟通的一个重要特征。

3. 不同程度的自我暴露   这是与一般性沟通的重要区别,一般说来,在社交性沟通中,沟通双方都会有一定程度和内容的自我暴露,虽然在暴露的量和程度上不一定对等,而在治疗性沟通中,比较注重的是促进患者的自我暴露,以增加患者对自我问题的洞察力和便于护理人员了解患者实际情况,评估患者的需求。护理人员则应在患者面前尽量减少自我暴露,以免患者反过来担心护理人员而增加患者的压力。

二、治疗性沟通的原则

1. 目的原则   护患沟通是以满足患者的需求、促进患者康复为目的,并且具有特定的专业内容。因此,治疗性沟通是围绕护理目标进行的。

2. 易懂原则   治疗性沟通应根据患者的年龄、职业、文化程度和社会角色等特点,护士运用不同的沟通方式使沟通的内容通俗易懂,便于患者理解和接受。

3. 和谐原则   治疗性沟通过程中,护士应创造和谐的沟通氛围,以友善的态度、礼貌的语言与患者及其家属进行沟通,并建立良好的护患关系。

4. 尊重原则   治疗性沟通过程中,护士应认真倾听患者的意见和建议,体会他们的感受,尊重他们的选择,不要把自己的主观意愿强加给患者。

三、治疗性沟通的分类

治疗性沟通分为指导性和非指导性两种类型。

1. 指导性沟通   由护士解答患者提出的问题,或者是护士围绕患者的病情阐明观点、说明病因、解释与治疗护理有关的注意事项以及措施等。

优点:充分展示护士的专业知识,而且沟通进程较快,需要时间较少。

缺点:护士处于指导的主动地位,护患互动性较差,不利于患者积极主动参与治疗护理过程。

2. 非指导性沟通   非指导性交谈是一种商讨性的沟通,基本观点是承认患者有认识和解决自己健康问题的潜能,鼓励患者积极参与治疗和护理过程,主动改变过去对自身健康不利的行为方式。在非指导性交谈中,患者与护士处于平等地位,患者有较多的自主权,感到自己受到尊重,参与了决策,因而能积极并自觉地按照决策去实施,主动采取新的行为方式。如健康教育、健康指导等。

优点:护患双方地位平等,患者可积极主动,参与程度高,信息获取量大。

缺点:沟通时间较长,较难在护理工作繁忙时开展。

四、治疗性沟通的步骤

治疗性沟通可分四个步骤。

1. 准备与计划阶段　为使治疗性沟通达到预期的效果,护士在每次沟通前都要做好计划和准备工作。

（1）评估患者的沟通能力:评估患者的沟通能力是有效进行治疗性沟通的基础条件。人的沟通能力是不同的,影响患者沟通能力的因素很多,除了不同的经济文化背景、价值观因素外,患者自身的生理、心理状况等因素也会影响到患者的沟通能力。医护人员只有充分了解患者沟通能力方面的有关信息,才能有的放矢地进行沟通,达到预期目的。患者沟通能力评估主要包括以下几方面。① 听力:当患者的听觉器官受到损伤后出现听力的缺陷,直接影响与患者进行有声语言的沟通。除了各种原因引起的耳聋外,老年人随着年龄增长,也会出现听力下降。② 视力:据统计,人的信息80%以上是通过视觉获得,良好的视力能提高沟通的效率。③ 语言表达能力:每个人的语言表达能力不同,如对同一件事情的陈述,有些人描述得很清楚,而有些人却不知道怎样叙述。语言表达能力还受到个体年龄、教育文化背景、个体患病经验等因素影响。④ 语言的理解能力:良好的沟通,不仅仅需要良好的表达能力,而且需要良好的理解能力。如有些人听不懂外语、方言,容易造成沟通困难;人的理解能力同样受到文化教育等因素的影响。⑤ 病情和情绪:患者病情的轻重和情绪直接影响沟通的效果。病重时患者少语懒言,无兴趣和精力进行,甚至不能进行语言沟通。护士可以通过观察患者的身体语言获取信息,评估患者,制定护理计划,进行护理干预。

（2）计划与准备:① 全面了解患者的有关情况,包括患者疾病情况、个人及家庭情况、患者的社会背景等;② 明确交谈的目标;③ 设定具体的交谈内容,并列出提纲,使交谈能紧扣主题;④ 准备好交谈的环境,环境应安静、保护隐私;⑤ 时间选择:护患双方都方便的时间,避开检查治疗的时间,使患者在良好的身心条件下交谈。

2. 开始沟通　与患者沟通开始时,护士需要:① 有礼貌地称呼患者,使患者有相互平等、相互尊重的感觉;② 主动介绍自己,告诉患者自己的姓名及职责范围,使患者产生信任感;③ 向患者介绍交谈的目的、交谈所需要的大概时间;④ 创造一个无拘束的交谈气氛;⑤ 帮助患者采取适当的体位。

3. 正式沟通　在相互熟悉之后护士需要：① 根据交谈的目标及内容,应用交谈技巧,提出各种各样的问题；② 以特定的交谈方法向患者提供帮助；③ 观察患者的各种非语言表现；④ 可以应用沉默、集中注意力、引导交谈方向、核实等沟通技巧以加强交谈的效果。

4. 结束沟通　一般沟通结束时需要：① 让患者有心理准备,如护士对患者说"我们今天只有 5 分钟的谈话时间了"等；② 尽量不要再提出新问题；③ 简要总结交谈的内容；④ 对患者表示感谢,并安排患者休息；⑤ 必要时预约下次交谈。

五、治疗性沟通的技巧

(一) 尊重患者,满足患者需要

每个患者都有尊严,护士应该以礼貌、尊敬的态度对待他们,以真心、爱心赢得患者的信任。尊重患者是与患者进行良好沟通并建立良好的护患关系的先决条件。病重或视力差的患者,存在生活部分或完全不能自理等问题,易产生孤独、焦虑、自卑的感觉,护士应主动关心患者,多与其沟通,了解和满足患者的需要。

护士是否关心患者,对患者是否有同理心,是患者是否愿意与护士沟通的基础和关键。对患者而言,生病一般都会总认为自己的病很严重,希望护士特别关注、关心自己,照顾自己,以自己为中心,一切以自己为重,但事实上护士不能满足患者的所有要求。因为一个护士不仅要照顾这个特定的患者,同时还要护理其他患者。但护士要从态度和行为上表现出对患者的关心和同情,并对患者做适当的解释,如"请稍候,等我把手里的事处理完就来"。

(二) 了解患者,掌握谈话方式

只有在充分了解患者的文化程度、生活环境、文化背景、信仰和价值观、看法等基础上,护理人员才能与之很好地沟通,避免误解。

与患者交谈尽量采用开放式谈话方式,向患者提出问题,即询问患者,患者根据其实际情况回答。而不是由护士提供答案,让患者在几个答案中选择。如,患者："我可以留陪护吗？"护士："不行,这是医院的规定。"这样患者与护士的谈话就结束了。这是一种封闭式谈话,护士只能获取少量信息。如果改变方式,谈话就会进行下去,并能获取更多信息。如,护士："按医院规定是不能留陪护的,请问您为什么想留陪护？"患者："明天我手术,心里有些紧张,希望家属能陪伴我。"这样护士就可以获得患者紧张的信息并采取相应措施缓解患者的紧张情绪。

(三) 学会询问,调整谈话节奏

在医疗护理实践中护理人员可向患者提出一些问题,并采用鼓励的话语促使患者把自己的真实感受讲出来。恰当的询问可帮助医护人员获取信息和确认有关的健康问题，以保证医疗护理措施的有效进行。

不同的患者，其谈话和反应的节奏不同，有快有慢，护士应根据患者的具体情况，注意掌握沟通的节奏，尽量与患者保持一致，而不能强迫患者与护士保持一致。

（四）积极倾听，合理分配时间

护士认真、积极地倾听与患者的谈话，愿意听患者诉说，是鼓励患者继续交谈下去的重要条件。如果是正式谈话，需事先安排合适的时间，不要让其他事情分散自己的注意力。仔细倾听患者的述说，不轻易打断患者的陈述，护士应用自己的眼睛、面部表情、话语传递出对患者的关注。在与患者交谈的过程中，护士注意观察患者的面部表情、姿势、动作、说话的语调等，有时患者的身体语言更能表达患者的真实意思。沟通中的重要技巧是关注对方，关注患者的需要，而不是关注护士的需要。谈话过程中注意避免东张西望和分散注意力的小动作，如不停地看表、玩弄手指或钥匙等。同时，护士应及时回应患者，对视力好或有残余视力的患者，用点头等身体语言示意；对视力差的患者应给予口头上的回应，如"是吗？""你说得对"等话语，以促进沟通的继续进行。

与患者的沟通需要提前进行时间安排，如果是比较正式的沟通，如对患者进行评估，进行健康教育，则要有一定的时间计划。如这个话题将要花多长时间、是否需要事先约定，如对糖尿病患者实施胰岛素的自我注射方法教育，在时间安排上注意与主要的治疗和其他护理的时间错开，有足够的时间实施教育计划而不被打断，才能保证健康教育顺利有效地进行。

（五）传递温暖，运用非语言沟通

护士在与患者沟通时，尽量在各方面使患者感到舒适，如安排谈话的时间、地点、沟通的方式等。在日常护理工作中，护士应表现出愿意与患者接触，愿意帮助他、关心他的行为和态度，使患者感到被尊重、被关心和被重视。真诚对待患者，赢得患者的信任。护患之间只有建立良好的信任感，才能达到较高层次的沟通。

护士的手势、面部表情、语调等也能传递出对患者的关心和对沟通的关注等信息。在患者行走时搀扶他（她），痛苦时抚慰他（她），紧张时握住他（她）的双手；帮助患者整理用物，将生活用物放在患者易于取拿之处。这些行为都是无声的语言，传递着护士的关心和爱心。护士可通过观察患者的面部表情、姿势、眼神等，了解患者的真实信息。患者可能并没有用语言表达自己的情绪，但从患者的行为和表情中护士也可以得到一些信息，例如当患者痛苦地捂住腹部，护士能判断出患者腹部不适等。

（六）保护隐私，及时做出反应

如谈话的内容涉及患者的隐私，不要传播给与治疗和护理无关的医务人员，更不能当笑料或趣闻四处播散。如有必要转达给他人时，应征得患者同意。例如患者告诉过护士自己过去的人工流产情况，若与治疗方案的选择有关，需转告医生时，护士要向患者说明这一信息应告诉医生，并要向患者解释转告医生的必要性。

在绝大多数情况下，护士与患者交谈都有一定的目的性。患者的一般需要和情感需要将得到回应。如患者诉说某处疼痛，护士应立即评估患者的疼痛情况，并给予及时处理；如问题严重，护士不能单独处理时，应及时通知医生进行处理，不能因有其他事情而怠慢患者。

（七）通俗易懂，少用医学术语

护理活动中，护士应尽量利用和患者接触的时间，向患者提供有关信息，解答患者的疑问。在向患者提供信息时，应使用通俗易懂的语言，尽量不用或少用医学专业术语。

第二节 护士与特殊患者的治疗性沟通

情景导入

> 患者，女性，65岁，有冠心病史，因心前区剧痛由家属护送急诊入院。心电图检查提示急性前壁心肌梗死。入院后患者表情痛苦，面色苍白，四肢寒冷、脉搏细弱，血压偏低。患者家属在门外焦急等待，新来护士小李负责接诊患者，她想了解患者情况，以便找出护理问题，制定符合患者情况的护理计划，于是，她问了一个又一个的问题，患者却皱着眉头不想说话。
>
> 工作任务：
> 请正确运用治疗性沟通收集患者入院资料。

医院中有许多特殊的科室，收治特殊的患者，具有特殊的工作内容和性质，导致工作场所具有与众不同的特点，护士面对的特殊患者人群的心理状态、疾病状况、服务需求及服务内容与其他科室也有较大差异，因此，工作在这些特殊环境中的护士必须根据患者的特殊情况，采取特殊的沟通策略，才能维护良好的护患关系，保证治疗护理工作的顺利进行。

一、护士与危重患者的治疗性沟通

危重病患者由于其疾病的病理生理改变复杂，其心理变化是非常复杂的。有的悲观、有的期盼、有的幻想、有的观望等。他们共有的心理是期望病魔能消除，身体恢复健康或延长生命。护士首先需要掌握他们复杂的心理，然后根据患者们不同的心理需求，对他们进行有针对性的心理护理才能奏效。

（一）危重病患者的心理需求

患者因病情重需要特殊的监护和护理，身边是各种监护及治疗设备，医护人员为抢救患者不停地忙碌着，采用连续性的各种监护手段、各项检查及治疗措施。这种紧张氛围，无形之中给患者造成不同程度的精神压力，特别是急性心肌梗死、频发心绞痛、严重心律失常、重症肝炎、脑卒中，以及腹部、心脏、脑部手术的患者，在规定的治疗期间内需要绝对卧床，安静休息。患者因被迫卧床，吃喝拉撒均在病床上，有的需插导尿管留置导尿，加上持续或间断的疼痛刺激，对自身病情的恐惧，似阴霾笼罩在心头，会使患者产生程度不同的心理障碍，极易引起不同的精神症状。需要护士应用沟通技巧，灵活地与此类患者沟通。

（二）与危重病患者的治疗性沟通

1. 设身处地地为患者着想，理解患者的感受、体谅患者。病情危重的患者在心理上也承受着巨大的压力。护理人员应以高度的责任感和同理心，并以敏锐的观察力，从患者的言谈举止及情绪的微小变化中去发现他们内心的活动。例如：患者麻醉清醒，自主呼吸逐渐恢复，由于气管插管、机械通气及环境陌生等导致患者不适或有不安全感，患者表现为紧张、焦虑、烦躁不安。此时护士要满足患者心理安全的需要，向患者告知手术已结束，现在在 ICU 监护，家人都在监护室外面；为了让患者在手术后得到专业医护人员的照护，全面地进行监护、好好休息，监护室不允许家属陪伴，每天有固定的家属探视时间；医护人员会定时向家属介绍病情，护理人员也会及时满足患者的需要。在进行各项治疗护理操作（如吸痰、气管内滴药、停用呼吸机等）前向患者解释并告知可能造成的不适，以取得患者的理解和配合，也密切了护患关系。

2. 尊重患者的人格，维护患者的权利。尊重患者是护患交流的前提，要达到患者满意，必须重视患者的感受。尽可能减少患者裸露的次数和时间，给患者换药、更衣、导尿、灌肠、协助排便时要注意遮挡，对患者提出的要求要合理解释，切忌只注意监护仪器而忽视患者的体验。

3. 对患者的需要应及时作出反应。护士在做好各项监测工作的同时，也要密切观察患者的面部表情、身体姿势、眼神等,体察和揣摩患者的需要,先解决患者迫切所需,如及时吸痰、翻身、清醒后解除约束、定时湿润口唇等,使患者感觉舒适。这种预见性可减少护理并发症,使患者处于最佳舒适状态。

4. 尽量少和患者交谈。病情危重的患者,身体处于极度虚弱状态,应尽量少交谈,多用非语言行为传递信息。如果患者有交谈愿望时,语言应尽量精简,不要超过10~15分钟。护士询问患者病情应尽量采用封闭式提问,如"您今天还头痛吗?""您的腹部是哪里痛?"

二、与传染病患者的治疗性沟通

传染病患者可通过呼吸道或伤口的分泌物、消化道的排泄物、污染的食物及水源等直接或间接地传给他人,影响他人的健康。一旦患者被确定为传染病,不但要饱尝疾病的痛苦折磨,还要与外界进行隔离,谢绝探视,与家人和朋友难以见面,患者的孤独感和自卑感特别强,易出现复杂的心理反应。

(一) 传染病患者的心理状态

1. 孤独自卑   一旦传染病患者被确诊,尤其是被隔离后,限制了与外界的接触,自卑、恐惧、孤独心理特别强,自我价值感突然降低,认为自己特别让人烦、令人讨厌,是让人们望而却步的人,连亲戚、好朋友都故意疏远。尤其是烈性传染病被单独隔离后更是恐惧,认为自己是个瘟神,人人见了都害怕,生命也不会长久等。恐惧、孤独、自卑心理融为一体,如"新冠肺炎"患者。

2. 隐瞒病情   害怕别人知道自己患了传染病而讨厌、歧视自己,想方设法故意隐瞒实际疾病与病情,将重病说成轻病,将传染性轻的疾病说成一般常见病。如将病毒性肝炎说成是胆囊炎,将肺结核说成是气管炎等。

3. 埋怨自责   患病后产生愤懑的情绪,总是自责过去平时不注意、不好意思拒绝已患传染病的亲朋好友,怨恨自己虚荣心太强,好面子,埋怨别人将疾病传给自己。整天怨天尤人,自认倒霉,情绪失控,迁怒他人,无缘无故发脾气。

(二) 与传染病患者的治疗性沟通

1. 提高认识   帮助患者提高对传染病的科学认识,告诉患者传染病在传染期是有传染性的,必须隔离治疗,目的是防止传播和流行。隔离期间患者若深感孤独、自卑,护士要及时进行宣传教育,告诉隔离的目的及意义,近期的治疗效果。指导患者隔离期间的生活和治疗,多沟通、多关心患者,消除其孤独、自卑心理。鼓励患者积极配合治疗,及早解除隔离,恢复正常的生活。

2. 树立战胜疾病的信心　长期慢性传染病患者,病程长、治愈困难,容易遗留后遗症。患者非常关注自己的预后,容易悲观、失望、敏感、多疑、猜测等。他们四处搜集疾病信息,到处打听治疗方法。护士应针对患者这种心理状态,及时提供患者的病情信息、治疗方案及治疗效果,消除患者的不安心理。

3. 消除心理创伤　对隐瞒患病实情者要及时给予心理指导,告诉患者无需隐瞒疾病情况,患病是实情,不随人所愿,只是暂时而已,应面对现实,待疾病康复,解除隔离,没有传染性时,跟正常人一样上班、生活,众人也不会躲避。对埋怨、自责的患者,要及时进行教育,告诉患者患病是多种原因造成的,并非某人、某事引起。多数是自身抵抗力下降、免疫力低下,环境有传染源,或通过某些途径传播的。一旦患上也不能认为自己倒霉,只要明确诊断,就现在的医疗技术而言,多数传染病是能攻克的,相信只要积极配合治疗和护理,很快会康复的。

三、与精神病患者的沟通

一般来说,精神障碍患者呈现较多的人际关系冲突及心理问题,如对家人和同事的不满、怨恨,以及较负向的自我概念等。此外,精神症状的干扰,如抑郁患者的沉默被动,躁狂患者的多语躁动,妄想患者的猜疑不安等,更需要护理人员具备娴熟的沟通技巧。只有通过护患双方有效的沟通,才能达到让患者表达想法和需要的目的。良好的护患沟通可以有效地加强护患的相互理解,减少误会和失望,提高患者治疗的依从性,减少医疗纠纷。同时,沟通过程对于精神疾病患者来说也是一种心理的治疗过程。

(一) 精神病患者的特点

1. 不愿住院接受治疗　由于对自身疾病无认识,不愿住院接受治疗,或受幻觉、妄想支配,不能适应住院环境,担心服药后影响身体健康,不能忍受药物的副作用,表现为对治疗极度不合作,甚至因思念亲人及家庭等而存在出走的念头。

2. 易发生意外　由于受幻觉、妄想的支配,以及精神运动性兴奋,或精神药物的副反应,患者表现出易冲动、伤人、毁物、自伤、自杀等意外事件。患者由于受精神症状的影响,往往有睡眠障碍、饮食障碍,生活自理能力下降。

3. 恢复期心理负担重　恢复期精神病患者的心理变化和心理负担是多样的,这与患者的知识水平、年龄、性别、职业、社会地位、经济状况、治疗程度等密切相关。当处于恢复期时,面临的人际问题从四面而来,使患者感到疾病对生活的威胁。患者往往怕社会对自己的歧视而担心今后难以见人,怕家人会嫌弃自己,担心能否恢复原来的学习和生活。

（二）与精神病患者的治疗性沟通

与精神障碍患者沟通,要善于运用沟通的方法和技巧,接纳和确认患者的感受,耐心、充分地倾听,适时给予患者希望和鼓励,以增加他们的信心。

与患者交谈时,要注意选择彼此都感兴趣的话题,特别是引导那些缄默不语的患者说话时,一方面要注意发现患者感兴趣的事情,另一方面在谈话开始时应表现出愿意与患者交谈,从而激发患者说话。遇到患者沉默不语,可通过启发、诱导等方式,解除患者的顾虑,如对患者说"不妨说说看""最近,您感到最难解决的问题是什么?"等。在引导有自杀观念的患者说出想法时可问:"您曾经想过要伤害自己吗?我知道您这样做也是非常痛苦的,我能理解您的心情,我怎样才能帮助您?"

在与患者交谈时,特别是与不合作、难接触或被动接触较差的患者交谈时,应以观察和开放式沟通技巧为主,避免使用简单的是非问题或选择题等封闭式谈话,提出问题的面要宽,回答问题要留有余地,要给患者诉说病情和心情的机会,如"关于这件事您能告诉我更多一些吗?""您感觉怎么样?""您能不能比较详细地谈谈您的病情?"

由于精神病患者思维活动异常,谈话时经常偏离主题,或因思维迟缓而交流速度慢,护士可能会因此感到不耐烦,缺乏与患者继续交流的信心。例如,躁狂兴奋状态或极度焦虑的患者,情绪反应较强烈,说话喋喋不休。此时,护士首先应做一个安静、耐心的倾听者,然后给予适当的劝慰,使患者感受到护士的关爱。思维缓慢的患者不能及时回答护士所提出的问题时,护士不可催促患者或索性代替患者回答,这样会将患者的思路打乱,使沟通半途而废。

有幻觉、妄想症状的患者,交谈内容多较荒谬离奇,护士不能评价患者所谈内容是"错误的""不存在的"。因为,此时既不能说服患者,使之相信幻觉、妄想是不存在的,也不能改变患者的想法,相反还会使患者认为护士不理解自己,不尊重自己,甚至产生怀疑和敌意。患者因此会沉默下来,不再继续谈论幻觉、妄想内容和体验,使交流失败。有幻听的患者总是能听到很多人在说自己的坏话,作为护士我们不能去否定患者。护士可在耐心听完者叙述后对其说:"我知道你能听见声音,但我却什么也没听到。当你听到这些声音时有什么感觉?"这样使患者能感受到护士对自己的尊重,患者会考虑那种声音或许真的不存在。

在沟通过程中,护士与患者意见不同时,不要与之争论,或者企图纠正患者,或者勉强患者接受其他的想法,这样会使患者情绪波动,失去对护士的信任。例如:当患者嚷着要去探望早已过世的母亲时,护士不要否定其愿望,或勉强患者接受母亲已经去世的事实,而应理解其想念母亲的心情,并表示接受其情绪感受,给予患者关怀和支持,以安抚患者的情绪。当患者的情绪得到确认,他便安静下来,并且感受到护士的关怀。这时护士可借提问或建议进行其他的活动来分散患者的注意力,使患者安心。反之,如果患者的言语或行为被怀疑、拒绝和否定时,便会感到压力、焦虑和不安。

患者与护理人员之间应该是平等的关系,他们的人格、尊严、权利和隐私等均应得到尊重。护士的仪表、表情、姿势、举止动作、语气、提问方式和内容等,都应尽可能传达出对患者的尊重,还要充分尊重患者的知情权和隐私权。无论是对烦恼、发愁、喋喋不休的抑郁症患者,或是无病呻吟、杞人忧天的焦虑症患者,还是狂躁、夸大、兴奋甚至有攻击行为的精神病患者,都要平等对待。

不论患者有什么感受,只要这种感受对患者而言是真实的,我们就必须加以肯定。比方说,一个患者说自己总是能听到邻居说自己的坏话,或者说对面的邻居在偷看自己。家属在与精神病患者接触中最容易犯的错误就是认为患者是"胡说八道""哪有的事"等等,这样就妨碍了患者与家属的进一步沟通。护士对这种情况不能同样对待,无论患者说的是否合理或正确,首先要做的是表示认同患者的观点,这样患者才有可能和你继续交流下去,才能进行以后的沟通。再比如,精神病患者害怕有人要抓自己,首先我们要肯定患者这种感受,用理解和体贴的态度对患者讲:"你害怕有人要抓你,这种感受是完全可以理解的。"假如患者得到了我们的肯定,愿意进一步谈下去,我们就可以和患者共同商讨如何理解和处理这种现象,而不要开始就否认患者。

课后讨论

赵先生,73 岁。患原发性高血压 15 年,因头晕、头痛、血压升高而入院治疗,经降压治疗后,血压平稳,但头痛症状未明显缓解。

一天早上,护士通知赵先生去做 CT 检查,他指着护士怒吼:"你为什么不早点通知我?"护士不动声色,仍微笑着说:"赵老,您今天怎么这么急呢?"他大声说:"怎么不急,我当然急,他人的液体都已经输上了,我的还没开始,现在又要做 CT。"原来,医生今天为赵先生调整了治疗方案,药物领取晚了一些,导致输液时间推迟,再加上近期他感到治疗效果不明显,脾气非常暴躁。

如果你是当班护士,你准备采取哪些沟通措施?

(孙海娅)

随堂测试

参 考 文 献

1. 唐庆蓉,徐建鸣,叶萌. 护理礼仪与人际沟通[M]. 上海:复旦大学出版社,2014.

2. 王静,周丽君. 人际沟通与交往[M]. 北京:高等教育出版社,2015.

3. 高燕. 护理礼仪与人际沟通[M]. 3版. 北京:高等教育出版社,2014.

4. Julia Balzer Riley. 护理人际沟通[M]. 吴怀兰,仰曙芬. 3版. 北京:人民卫生出版社,2012.

5. 王晓莉,徐贤淑. 护理美学基础[M]. 北京:人民卫生出版社,2018.

6. 王晓莉. 护理美学与礼仪[M]. 北京:人民卫生出版社,2016.

7. 郭丽光,冯永军. 护理礼仪[M]. 北京:北京出版社,2014.

8. 耿洁,吴彬. 护理礼仪[M]. 北京:人民卫生出版社,2015.

9. 杨艳杰,曹枫林. 护理心理学[M]. 4版. 北京:人民卫生出版社,2019.

10. 郝玉芳. 护理心理学[M]. 北京:中国中医药出版社,2016.

11. 马建辉,闻德亮. 医学导论[M]. 4版. 北京:人民卫生出版社,2019.

12. 张翠娣. 护理礼仪[M]. 北京:中国中医药出版社,2015.

13. 奚锦芝,孔令俭. 护理礼仪与人际沟通[M]. 北京:中国中医药出版社,2015.

14. 李丽娟,张涌静. 护理礼仪与人际沟通[M]. 北京:北京大学医学出版社,2016.

15. 张翠娣. 护理人文修养与沟通技术[M]. 2版. 北京:人民卫生出版社,2016.

16. 郭莉,徐梅. 手术室专科护理[M]. 北京:人民卫生出版社,2019.

17. 赵爱平,单伟颖. 护理礼仪与人际沟通[M]. 北京:北京大学医学出版社,2017.

18. 李辉,李嘉. 护理礼仪[M]. 2版. 北京:高等教育出版社,2019.

19. 陈小红,刘艳. 护理礼仪与人际沟通[M]. 武汉:华中科技大学出版社,2019.

20. 余雨枫. 护理美学[M]. 北京:中国中医药出版社,2016.

21. 李春梅. 护理礼仪[M]. 成都:西南交通大学出版社,2019.

22. 刘均娥,孟庆慧. 护理人际沟通[M]. 北京:人民卫生出版社,2020.

23. 史瑞芬,刘义兰. 护士人文修养[M]. 2版. 北京:人民卫生出版社,2017.

24. 秦东华. 护理礼仪与人际沟通[M]. 2版. 北京:人民卫生出版社,2019.

25. 刘芳印,田建丽. 护理礼仪与人际沟通[M]. 南京:江苏凤凰科学技术出版社,2019.

26. 王英姿. 人际沟通[M]. 北京:人民卫生出版社,2016.

27. 袁慧玲,韩同敏. 护理礼仪与美学[M]. 北京:人民卫生出版社,2016.

28. 邱萌. 护士礼仪[M]. 2版. 上海:第二军医大学出版社,2015.

29. 吴惠珍. 医护礼仪[M]. 上海:上海交通大学出版社,2016.

30. 陈文. 护理礼仪与人际沟通[M]. 2版. 南京:东南大学出版社,2015.

31. 吴玲,韩景新. 人际沟通与护士礼仪[M]. 南京:江苏凤凰科学技术出版社,2018.

32. 丁淑贞,吴冰.实用临床护理礼仪与人际沟通指导手册[M].北京:中国协和医科大学出版社,2018.

33. 许慧玲.护理礼仪[M].上海:同济大学出版社,2019.

34. 颜文贞.护理礼仪[M].北京:科学出版社,2020.

35. 龚国梅,潘如萍.护理礼仪[M].上海:同济大学出版社,2020.

36. 李小峰,杨良枫,徐向静等.护理礼仪与素质修养[M].武汉:湖北科学技术出版社,2018.

37. 任小红,黄伶智,许景灿.护理礼仪与人际沟通[M].长沙:中南大学出版社,2018.